A. CHARRIN

POISONS

DE L'ORGANISME

POISONS DE L'URINE

Deuxième édition

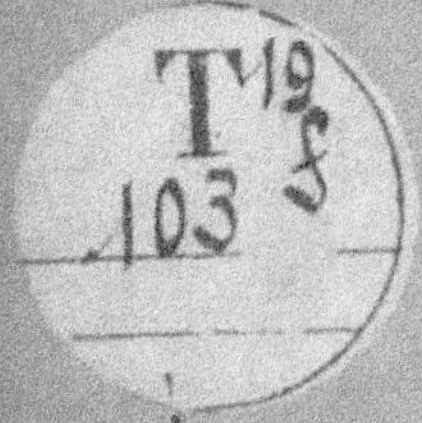

MASSON ET Cie

GAUTHIER-VILLARS

ENCYCLOPÉDIE SCIENTIFIQUE DES AIDE-MÉMOIRE

Section du Biologiste

MM.
Alquier (J.).
Arloing (S.).
Arsonval (d').
Artault.
Auvard.
Azoulay.
Ballet (Gilbert).
Bar.
Bard (G.).
Barthélemy.
Bauby.
Baudouin (M.).
Bazy.
Beauregard (H.).
Baille.
Bérard (L.).
Bergé.
Bergonié.
Bérillon.
Berne (G.).
Berthault.
Berthelot (M.)
Blanc (Louis).
Bodin (E.).
Bonnaire.
Bonnier (P.).
Bouilly.
Brault.
Brissaud.
Broca.
Brocq.
Brun.
Brun (H. de).
Budin.
Carrion.
Castex.
Catrin.
Cazal (du).
Cazeneuve.
Chantemesse.
Charrin.
Charvet.
Chatin (J.).
Coling (H.).
Collet (J.).
Cornevin.
Courtet.
Cozette.
Cristiani.
Critzman.
Cuénot (L.).
Dallemagne.
Dastre.
Dehérain.
Delobel.
Delorme.
Demelin.
Demmler.
Dénucé.
Desmoulins (A.).
Dubreuilh (W.).

MM.
Duval (Mathias).
Ehlers.
Enriquez.
Etard.
Fabre-Domergue.
Faisans.
Féré.
Florand.
Filhol (H.).
Foex.
François-Franck (Ch.).
Galippe.
Galliot.
Gasser.
Gautier (Armand).
Gérard-Marchant.
Gilbert.
Girard (A.-Ch.).
Giraudeau.
Girod (P.).
Gley.
Goubault.
Gouget (A.).
Grancher.
Gréhant (N.).
Haillon.
Hanot.
Hartmann (H.).
Hédon.
Henneguy.
Hénocque.
Hordaille.
Jacquet (Lucien).
Joffroy.
Kayser.
Kœhler.
Labat.
Lahit.
Lalesque.
Lambling.
Lanny.
Landouzy.
Langlois (P.).
Lannelongue.
Lapersonne (de).
Larbalétrier.
Laulanié.
Lavarenne (de).
Laveran.
Lavergne (D').
Layet.
Le Dantec.
Legrain.
Legry.
Lemoine (G.).
Lermoyez.
Lesage.
Letulle.
L'Hote.
Loubié (B.).
Loverdo (J. de).

MM.
Magnan.
Malpeaux.
Manuel.
Marie (Aug.).
Martin (A.-J.).
Martin (Odilon).
Maurange (G.).
Maygrier.
Mégnin (P.).
Merklen.
Meunier (Stanislas).
Meunier (Victor).
Meyer (Dr).
Monod.
Moussous.
Nocard.
Noqués.
Oberthür.
Olivier (Ad.).
Olivier (L.).
Ollier.
Orschansky.
Pactet.
Paraire.
Perrier (Edm.).
Petit.
Peyrot.
Philippe (Cl.).
Phisandon.
Polin.
Pouchet (G.).
Pozzi.
Prillieux.
Ravaz.
Reclus.
Rémon (L.).
Retterer.
Roché (G.).
Roger (H.).
Romme.
Roux.
Rouis (L.).
Ruault.
Schloesing fils.
Seglas.
Sérieux.
Seurat.
Spillmann.
Tissier (Léon).
Thaulet (J.).
Trouessart.
Tousseau.
Vallin.
Vanverts (J.).
Vaschide (N.).
Vouzelle.
Yurpas (Cl.).
Weill Mantou (J.).
Weiss (G.).
Winter (J.).
Wurtz.

ENCYCLOPÉDIE SCIENTIFIQUE

DES

AIDE-MÉMOIRE

PUBLIÉE

SOUS LA DIRECTION DE M. LÉAUTÉ, MEMBRE DE L'INSTITUT

Ce volume est une publication de l'Encyclopédie scientifique des Aide-Mémoire ; L. ISLER, Secrétaire général, 20, boulevard de Courcelles, Paris.

N° 43 B₂

ENCYCLOPÉDIE SCIENTIFIQUE DES AIDE-MÉMOIRE

PUBLIÉE SOUS LA DIRECTION

DE M. LÉAUTÉ, MEMBRE DE L'INSTITUT.

LES
POISONS DE L'ORGANISME

POISONS DE L'URINE

PAR

A. CHARRIN

Professeur remplaçant au Collège de France,
Médecin des Hôpitaux

Deuxième Édition

PARIS

GAUTHIER-VILLARS,
IMPRIMEUR-ÉDITEUR
Quai des Grands-Augustins, 55

MASSON et Cⁱᵉ, ÉDITEURS,
LIBRAIRES DE L'ACADÉMIE DE MÉDECINE
Boulevard Saint-Germain, 120

Les *Poisons de l'Organisme* de M. le D^r A.
Charrin sont complets en trois volumes :

I. Poisons de l'Urine (2e *édition*).
II. Poisons du Tube digestif.
III. Poisons des Tissus.

CHAPITRE PREMIER

—

IMPORTANCE
DES POISONS DE L'ORGANISME

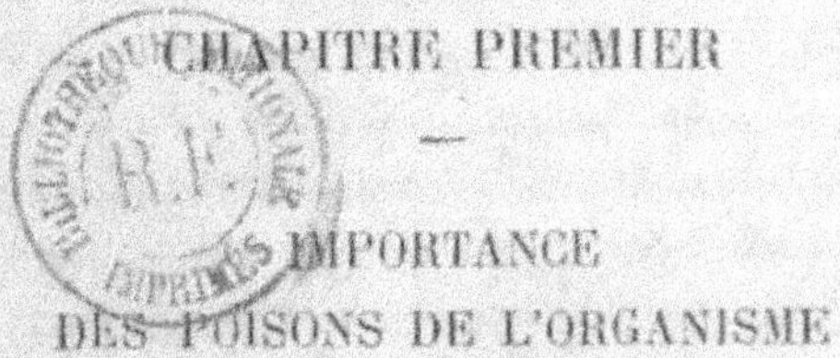

Rôle des auto-intoxications dans les phénomènes bio-
logiques. — Procédés permettant d'étudier les poi-
sons de l'organisme. — Place prépondérante occu-
pée par l'urine; facilités que présente cette sécrétion
pour ce genre de recherches.

1. Rôle des auto-intoxications dans les phénomènes biologiques. — Dans la genèse des phénomènes biologiques, dans la réalisation des conditions qui tiennent sous leur dépendance la santé, la maladie et la mort, les substances toxiques de l'organisme occupent une place des plus considérables. Ces substances doivent leur influence, soit à leur nombre, soit à leur variété, soit à la multiplicité de leurs propriétés. On les rencontre dans la vessie, dans l'estomac, dans l'intestin, dans le sang, dans la lymphe, dans les muscles, dans le foie, dans la moelle, en un mot, dans les divers systèmes ou viscères de l'organisme. La plupart sont stables; quelques-unes sont volatiles. Celles-ci sont solubles dans l'alcool, celles-là insolubles; les unes résistent à la chaleur, les autres ne peuvent, sans être profondément modifiées, supporter plus de 60 à 80 degrés. Il en est qui déterminent de l'hyperthermie, des spasmes, des hémorragies, des entérites; quelques-unes abaissent la température, engendrent la narcose, la pléthore, l'albuminurie, etc. Le maintien de la santé exige que les poisons venus du dehors, sous forme directe ou déguisée dans les aliments, soient éliminés, métamorphosés, neutralisés. — On les voit intervenir dans maint chapitre de pathologie.

A quoi se réduit une des affections dites diathésiques, telles que la goutte, le diabète, si ce n'est à l'accumulation des acides ou du sucre en excès? Car, notons-le, un principe normal, l'oxygène lui-même, peut devenir offensif, s'il est introduit à trop haute dose, s'il baigne des tissus qui, habituellement, ne lui empruntent aucun élément de leur nutrition. Le glycogène, à moins d'excès dans les doses, vivifie la cellule hépatique, tandis qu'il étouffe celle des tubuli.

L'acide urique, l'urate de soude, d'après les expériences du professeur Bouchard, n'ont pas grand pouvoir sur l'ensemble de l'économie ; toutefois, des dommages surviennent si ces principes se déposent dans les articulations, plus encore dans le rein.

A côté de ces matières, à puissance modérée, il en est, comme l'acétone, comme certains acides gras, certains éthers, qui savent provoquer les accidents cérébraux les plus terribles : paralysies, convulsions, délire, coma, intoxication bulbaire se traduisant par la respiration de Küsmaul, etc.

On observe, en partie, ces mêmes phénomènes, quand les poisons de tous les jours se heurtent à la fermeture du rein. Le brightique n'accuse-t-il pas fréquemment de la céphalée, des désordres moteurs ? N'est-il pas en proie, dans nombre de cas, à des pertes de connaissance, à du collapsus ? N'offre-t-il pas, à ses heures, le type de Cheyne-Stokes, etc.

Le foie n'échappe pas à l'influence des poisons. De l'extérieur viennent des éléments, le phosphore, le mercure, l'arsenic, l'alcool, qui sont capables de l'altérer et dans sa charpente et dans son parenchyme. D'autre part, la clinique nous apprend que la cellule du goutteux, à l'exemple de celle du diabétique, fabrique également des produits, dont quelques-uns ne sont pas indifférents à la glande hépatique. La congestion, la stase, la cirrhose pigmentaire relèvent de ces processus.

L'expérimentation a réalisé partiellement ces lésions. L'ingestion de liquides éthyliques, chez le porc particulièrement, provoque parfois une prolifération embryonnaire limitée, à ses débuts, aux espaces périlobulaires ; le naphtol, en solution dans de l'eau alcoolisée, détermine, lorsqu'on pousse cette substance dans la veine-porte, une sclérose des plus manifestes, accompagnée d'une dégénérescence graisseuse des organites. De ces recherches du professeur Bouchard, on peut, entre autres conclusions, déduire cette affirmation, à savoir la possibilité de développer des inflammations en dehors de toute intervention microbienne.

En injectant de l'urate de soude, de l'acide lactique dans les vaisseaux, j'ai, de mon côté, réussi à faire naître des modifications portant surtout, et d'abord, sur les éléments nobles. Comme Pavone, j'ai obtenu des résultats analogues, quoique discrets, en employant des toxines bactériennes.

Du reste, dans ce domaine de l'infection, la

clinique suffit. Elle nous apprend, en effet, combien nombreux sont les germes capables, à des degrés divers, de léser l'organe biliaire. Or, personne n'ignore que ces germes agissent grâce à des poisons.

Ce qui est vrai pour le foie ne l'est pas moins pour le rein. — Que de néphrites sont la conséquence du passage de matières peccantes ! Là aussi, les unes, parmi ces matières, viennent du monde extérieur, vivant ou non ; tel le sublimé ou la cantharidine fabriquée par un être relativement élevé dans l'échelle, tels, au bas de cette échelle, les produits bacillaires ; les autres proviennent de la nutrition intime de nos tissus, par exemple, le glycogène, l'urate de soude ; une foule dérive des sécrétions des bactéries.

Et si nous voyons l'intoxication présider à la genèse des maladies viscérales, nous la rencontrons de nouveau à leur période ultime. — Qu'est-ce donc, en dernière analyse, que mourir par le foie, par le rein, par le cœur, par le poumon, etc., si ce n'est succomber sous l'influence du manque d'oxygène, de l'accumulation de l'acide carbonique, sous l'influence des multiples poisons de l'urine, sous l'influence des acides, des sels, des pigments biliaires, sous l'influence des principes nocifs que la cellule hépatique doit

normalement annuler ou tout au moins atténuer ? Peu importe l'agent provocateur de la
dégénérescence, microbe de l'ictère grave, bacille de la tuberculose, streptocoque, bacterium
coli, ou bien phosphore, éléments mercuriels,
ou encore perturbation nutritive d'origine
interne, du moment où cette cellule hépatique a subi la transformation adipeuse, on voit
apparaître une série d'accidents qui, si les
causes premières varient, ne se modifient eux-
mêmes que dans de faibles limites, ils dépendent, en effet, directement, non de la bactérie,
non du poison, non de la diathèse, mais bien
de la destruction du parenchyme du foie. C'est
alors qu'on observe les hémorragies, les soubresauts des tendons, le délire, le coma, l'hyperthermie ou, plus fréquemment, l'abaissement de la
température, etc.

Au cours des affections gastro-intestinales, depuis le simple embarras gastrique, depuis l'in-
digestion la plus légère, jusqu'au botulisme le
plus accentué, c'est également l'intoxication qui
est en jeu. Tantôt cette intoxication dérive de
l'introduction d'un agent spécial, tel que le bacille de Gärtner ; tantôt elle procède de l'ingestion de viandes renfermant des ptomaïnes toutes
formées ou développées sous l'influence d'une

activité excessive des fermentations digestives, exagérées par la pénétration d'une substance favorable à ces fermentations.— A côté des réflexes, il y a place pour les poisons ; une forme de la tétanie des dyspeptiques en fournit un exemple.

Par la peau s'échappent surtout de l'eau, des acides gras, de l'azote, etc. Il n'en est pas moins vrai que, si cette membrane, dans une assez grande étendue, cesse de fonctionner, des phénomènes d'empoisonnement ne tardent pas à éclater. Sans invoquer les expériences du vernissage, rappelons-nous ce qui se passe dans les brûlures importantes, dans diverses lésions dermatologiques.

En présence des phénomènes de surmenage, ce rôle des auto-intoxications s'impose. D'ailleurs, dans ces cas, la preuve positive, précise, est fournie, d'un côté, par l'accroissement de toxicité du contenu vésical, de l'autre, par l'accumulation des acides, spécialement, d'après Moscatelli et Colosanti, par l'augmentation de l'acide paralactique.

L'axe cérébro-spinal n'est pas indemne des atteintes du poison, soit du dehors, soit du dedans, soit du monde parasitaire.

On connaît les folies toxiques, celles de l'alcool, de l'opium, comme celle des brightiques,

comme celle des hépatiques ([1]), que je crois
avoir contribué à établir. Les recherches de plusieurs auteurs, surtout les travaux de Mairet
et Bosc, ont montré les oscillations des éléments
nocifs de la sécrétion rénale, suivant que l'on
s'adresse à des déments simples, à des stupides,
à des lypémaniaques, etc.; ces oscillations portent
et sur la quantité et sur la qualité.; c'est ainsi
que les chiens, auxquels on injecte les urines
des individus atteints de manie avec agitation,
présentent rapidement des symptômes d'hyperexcitabilité, d'inquiétude, d'apeurement, etc. On
pourrait faire valoir des considérations analogues au sujet de l'épilepsie ; toutefois, sur ce
terrain, certains désaccords se sont manifestés.

Pour une foule de paralysies, pour des névrites, pour des myélites, soit diffuses comme
celle de la sclérose en plaques, soit systématiques comme celle des cornes antérieures,
l'infection, c'est-à-dire l'empoisonnement par
les toxines, a sa part : la clinique et l'expérimentation se réunissent pour l'attester ([2]).

Du reste, si l'on veut réduire, à ses éléments

([1]) CHABRIN. — *Soc. de Biol.*, juillet 92.
  KLIPPEL. — *Archiv. de Méd.*, août 92.
 ([2]) CHABRIN, ROGER, GILBERT, LION, MARIE, MEDIN,
PIERRET, CORDIER, etc.

les plus simples, le mouvement nutritif, on voit
qu'il se compose de la pénétration des aliments
des principes plasmatiques jusque dans la cellule, de leur transformation dans l'intérieur de
cette cellule, enfin, du rejet de ce qui n'a pu
être utilisé. Or, le système nerveux, ce grand
appareil dominateur, en ouvrant, en fermant les
réseaux capillaires, en apportant des changements dans la vitesse, dans la pression, tient
sous sa dépendance l'arrivée des éléments assi-
milables et le départ des matières nocives ; autrement dit, sans parler de son action immédiate,
intime, tant sur les organites que sur leurs
forces de tension, sans invoquer son pouvoir
trophique, qui peut léser la peau, les muscles,
les os, les cartilages, qui surtout est capable de
supprimer, d'accumuler dans les humeurs, un
corps éminemment nécessaire, tel que le sucre,
dont il retarde ou accélère la consommation, ce
système nerveux peut à son gré affamer ou intoxiquer.

*S'il existe une infinité de manières d'être
malade, il n'y a*, suivant la remarque du professeur Bouchard, *qu'un petit nombre de procédés pour le devenir.*

Déjà, de ces considérations aussi simples,
aussi élémentaires que succinctes se dégage le

rôle de l'intoxication ou mieux de l'auto-intoxication, dans les diathèses ou affections humo-
rales, dans une partie des affections nerveuses,
dans les lésions cellulaires autonomes du rein,
du foie, etc. La substance peccante peut se
montrer au commencement et à la terminaison
du drame ; l'urémie, l'insuffisance hépatique,
sont là pour le prouver. Dans d'autres circonstances, son action n'a plus cette durée, cette
persistance, cette permanence. Le traumatisme,
le froid, etc., lèsent un tissu ; le microbe, avec
lui la toxine, viennent à sa suite.

Les bactéries, assurément, procèdent directement, par elles-mêmes, par contact ou bien grâce
aux vaso-moteurs sollicités par les mouvements
de ces bactéries. Le plus habituellement, ces
bactéries ou nos cellules altèrent l'économie en
se servant de leurs sécrétions, soit pour réaliser
des désordres locaux, soit pour enfanter des perturbations générales.

En faisant agir ces sécrétions de mille façons,
on crée l'hyperthermie ou l'abaissement de température, le coma, la somnolence, des convulsions,
des paralysies, des hémorragies, de la diarrhée,
de l'albuminurie, des néphrites, des entérites,
des congestions pulmonaires, des modifications
de toutes sortes. Or, la cellule du goutteux

fabrique des principes pyrétogènes, celle du brightique fait naître des phénomènes multiples : diminution thermique, narcose, spasmes musculaires, pertes de motilité, sortie du sang hors des vaisseaux, inflammation, ulcérations de l'intestin, œdème des voies respiratoires, etc. : le parallèle serait aisé à poursuivre, à compléter. Les infiniment petits sont fréquemment coupables, mais ne crions pas toujours au microbe; voyons, d'abord, s'il ne convient pas de nous accuser nous-mêmes.

Ainsi, dans le mécanisme de l'état physiologique, dans la pathogénie des désordres morbides et jusque dans les causes prochaines qui mettent fin à nos jours, à chaque pas, à chaque instant, dans les choses de la vie, on se heurte à la toxicité d'une série d'éléments.

2. Procédés permettant d'étudier les poisons de l'organisme. — Ces considérations faciles à multiplier suffisent, estimons-nous, à justifier l'étude de ces éléments. Toutefois, poser un problème n'est pas le résoudre; pour s'occuper de ces corps, il faut savoir où les prendre. Assurément, quelques techniques, parmi elles la saignée, permettent en quelque sorte de pénétrer dans l'intimité de l'être vivant; elles nous révèlent différents principes, leur composition, leurs qualités, leurs effets sur l'animal ; dans ces derniers temps, les émissions sanguines nous ont précisément amenés à constater les oscillations de la toxicité du sérum. Mais, ces émissions sont éminemment occasionnelles, accidentelles, et encore comportent-elles, d'abord, un certain degré de traumatisme, en second lieu, des circonstances de maladie justiciables de ce procédé, procédé de curation plutôt que d'investigation ; or ces conditions éloignent plus ou moins l'observation de l'état physiologique.

3. Choix des procédés d'étude. Place prépondérante de l'urine. — En définitive, comme il convient de toucher le moins possible à l'organisme, de lui éviter les chocs, les plaies, les déchirures, les pertes d'une humeur quelconque, afin de se rapprocher autant que faire se peut de l'état normal, on est conduit à s'adresser aux *émonctoires* ; on est amené à juger, en partie, de ce qui se passe à l'intérieur d'après ce qui apparaît à l'extérieur ; on mesure l'activité du foyer, les principes qui l'ont alimenté, en examinant les cendres. D'ailleurs, cette manière d'agir n'empêche nullement les incursions jusque dans la profondeur des organes, lorsque telle condition autorise, facilite ces tentatives.

Grâce à la multiplicité de ces émonctoires, il est facile de varier les constatations, parfois de les contrôler. Malheureusement, ces voies d'élimination sont très distinctes les unes des autres ; il en est qui livrent beaucoup de substances toxiques ; il en est d'autres qui paraissent très pauvres.

Quelques-unes, par leur constitution, par leur fonctionnement, facilitent notablement les recherches qui nous préoccupent ; la plupart les rendent assez malaisées.

Aucune de ces voies ne saurait être comparée au rein ; les raisons de cette prééminence seront, en temps et lieu, longuement développées (¹). Aucun de ces liquides ne peut être mis en parallèle avec l'urine.

Aussi, pour acquérir les notions les plus rapides, les plus nombreuses, sur ces corps particuliers de l'organisme, aborderons-nous, d'abord, l'étude de la toxicité urinaire, remettant à plus tard celle des poisons alimentaires, intestinaux, biliaires, hépatiques, respiratoires, cutanés, celle des poisons généraux de la dénutrition, de certains poisons du dehors ou d'origine parasitaire, etc.

(¹) Voir p. 51.

Les notions relatives à ces questions se trouvent dispersées un peu partout, sauf celles qui ont trait à l'urine. Il existe, à cet égard, un livre que connaissent tous ceux qui ont souci des progrès de la biologie, livre qui constitue un véritable code des auto-intoxications.

CHAPITRE II

TOXICITÉ DE L'URINE

1. Historique. — Ségalas, Vauquelin ont posé le problème de cette toxicité sur le terrain expérimental, terrain qui n'a été abandonné ni par Gaspard, ni par Frerichs, ni par Cl. Bernard. Toutefois, en touchant à ces recherches, les médecins aussi bien que les physiologistes se sont surtout préoccupés de savoir quel était le corps générateur de ces accidents. Ils ont assurément poursuivi l'étude de la sécrétion rénale prise en bloc, s'arrêtant aux phénomènes provoqués par sa pénétration au sein de l'économie ; mais ils ont principalement pris à partie telle ou telle substance existant normalement dans l'humeur intra-vésicale ou s'y développant grâce à des modifications catalytiques.

C'est ainsi qu'on a, à diverses périodes, incriminé l'urée ; son abondance, la facilité de l'isolement de ce corps qui, plus aisément qu'un autre, le fait tomber sous le sens, ont sans doute valu à ce principe, le plus accusé, le plus suspecté à coup sûr, alors qu'il est peut-être le moins coupable, les attaques dirigées contre lui. Puis, tour à tour, on a mis en cause le carbonate d'ammoniaque, les matières odorantes, surtout les colorantes, les substances extractives, l'eau, agent mécanique, l'acide oxalique, les sels minéraux, en particulier les éléments potassiques, enfin les alcaloïdes, les toxalbumines, etc.

Il est bon de signaler que les injections urinaires pratiquées par Muron, en 1868, le conduisirent à les déclarer inoffensives : cette opinion s'explique, si on analyse quelque peu la technique mise en œuvre. — Le liquide, en effet, était introduit assez lentement dans le tissu cellulaire sous-cutané ; l'élimination se faisait au fur et à mesure de l'absorption, plus vite même dans certains cas. La conséquence nécessaire était que l'économie, à aucun instant, ne renfermait une dose notable, suffisante ; d'autre part, s'il n'y a pas fermentation, le contenu vésical est inoffensif pour les tissus. — Comment, d'ailleurs, en suivant ce procédé, calculer la quantité qui peut être présente à une minute voulue ? Déjà, on entrevoit, dans cette simple objection, la part qu'il importe de réserver à ce facteur désigné sous le nom de *porte d'entrée*.

Toutes opposées furent les conclusions formulées, vers 1881, par Feltz et Ritter. — Ces chercheurs se sont livrés à une série de travaux empreints d'un remarquable esprit de logique ; ils ont réalisé ces mêmes injections non plus seulement sous-cutanées mais aussi intra-veineuses, administrant, d'abord, à l'exemple de Muron, dont nous venons de rappeler les tentatives, l'urine en nature, telle qu'elle est émise, arrivant ensuite, par une savante décomposition, par une sorte de dissection, à attribuer les méfaits observés à la potasse, à la potasse seule.

En 1882, Bocci tue des grenouilles ; il échoue sur le rat et sur le cobaye.

L'année 1883 nous apporte la part de Schiffer. — Si l'animal employé ne change pas, il ne s'agit plus ici, comme tout à l'heure, de la sécrétion utilisée en masse : il s'agit d'un ou de plusieurs des principes qui la constituent. — On pousse ces injections, en se bornant, par exemple, à l'extrait éthéré. Il faut, dans ces conditions, opérer sur 16 à 25 grammes pour obtenir que cet éther emporte une quantité de poison mortelle pour le batracien. Lorsqu'on expérimente sur le lapin, si on désire provoquer un effet fatal, on est obligé d'élever cette dose. En s'appuyant sur de pareilles bases, il conviendrait, toute proportion gardée eu égard aux kilogrammes respectifs, d'accumuler dans l'organisme humain, avant d'aboutir aux accidents graves, un poids en rapport avec celui de cet organisme. Aussi, peut-on seulement déduire de ces constatations que l'humeur en question possède des éléments, qui, en quantité colossale, sont capables de déterminer des accidents.

On doit au professeur Lépine, à Dupard et Guérin, ses élèves, des essais intéressants ; mais ces auteurs se sont adressés à des pneumoniques, à des individus atteints de maladies diverses ; autrement dit, ils ont fait de la pathologie plutôt que de la physiologie. Chacun sait, en effet, que les différents processus morbides, l'infection plus spécialement, modifient la teneur des liquides qui s'éliminent par la voie rénale. L'expérimentation, plus encore que la chimie, fournit de cette affirmation des preuves péremptoires. — Pour le moment, nous écartons ces essais, quitte à y revenir, en temps et lieu, dans le but de réclamer d'eux quelques éclaircissements.

Dès 1883, le professeur Bouchard a repris cette étude de la toxicité de l'urine normale : il a entassé expériences sur expériences, adoptant invariablement une technique que nous avons personnellement suivie. Aussi, cette technique mérite-t-elle quelques explications, nul n'ignorant la part, souvent considérable, à réserver au *modus faciendi* ([1]).

---

[1] A ces indications sommaires, nous bornerons nos renseignements bibliographiques ; d'une part, nous ne pouvons prétendre, pour cela comme pour le reste, à être complet ; d'autre part, l'exposé des faits nous conduira à citer toute une série d'auteurs.

CHAPITRE III

—

TECHNIQUE EXPÉRIMENTALE

1. Choix de l'animal pour les expérien-ces : le lapin. — Du commencement à la fin de ces recherches, c'est le *lapin* qui a été utilisé. Il est d'un maniement commode ; sa résistance, sans être excessive, est suffisante ; elle n'est point celle de la souris, être délicat qui succombe trop aisément ; en outre, sur ce terrain, les symptômes sont assez variés, assez tranchés.

Mais un des grands avantages offerts par ce sujet de laboratoire provient de la disposition anatomique de son réseau circulatoire. — Sur la face dorsale du pavillon de l'oreille court, le long du bord postérieur, une veine marginale facile à atteindre, sans l'ombre d'une dénudation préalable ; une habileté des plus médiocres arrive à conduire, dans la lumière de ce vaisseau, la canule-aiguille de la seringue de Pravaz. L'émission sanguine est évitée ; le choc opératoire se trouve réduit à peu de chose ; le traumatisme, qui si souvent vicie les résultats, entre à peine ici en ligne de compte ; tout au plus pourrait-on invoquer un réflexe partant de l'une des parois vasculaires, réflexe amenant, pendant quelques secondes, une agitation légère, une constriction ou une dilatation capillaire.

2. Effets mécaniques des injections. — Une objection devait fatalement se présenter à l'esprit. Au milieu des désordres suscités ne convient-il pas de réserver un rôle aux effets matériels, au volume, à la masse du liquide introduit ? Une semblable pratique ne pouvait point ne pas porter l'inquiétude dans nos idées théoriques, dans celles, en particulier, qui sont relatives aux pressions, aux tensions, aux vitesses. Là, comme ailleurs, la solution dépend des résultats ; il faut expérimenter, regarder, interpréter, conclure.

3. Les excipients : eau, alcool, glycérine. Leur toxicité. — Prenons de l'*eau distillée* simple, injectons-la par cette veine auriculaire.

La mort survient, lorsqu'on atteint 90 centimètres cubes par kilogramme, et surtout si on dépasse cette dose que nombre de sujets supportent, si, par exemple, on l'élève à 120, 130. L'influence mécanique, l'isotonie à part, ne semble pas devoir être accusée, attendu que 40 à 70, quand il s'agit de l'urine, suffisent pour mettre un terme à la vie.

Ajoutez, d'autre part, à cette eau pure du sulfate de soude, du chlorure de sodium, dans les proportions de 5 à 7, de 1 à 3, pour 1 000 ; autrement dit, transformez-la en une sorte de sérum artificiel. Immédiatement, le pouvoir toxique s'abaisse ; les accidents sont retardés ; la destruction des globules est rendue plus difficile ; parfois, on administre un demi-litre, et davantage, avant de voir l'animal succomber.

Ce qui se passe pour ces excipients aqueux survient également, quand on s'adresse à certaines sécrétions urinaires : les raisons sont les mêmes. Il est des reins qui ne laissent guère filtrer que de l'eau à peine additionnée de minimes parcelles de matières minérales ou autres ; le phénomène s'observe au cours des néphrites interstitielles, au cours de l'artériosclérose. On est surpris, durant les premières opérations de ce genre, de pousser, sans provo-

quer un décès immédiat, 3oo, 4oo, 5oo, 6oo centimètres cubes, chiffres extrêmes, à la vérité exceptionnels, dans la circulation d'un être dont la
masse sanguine n'excède pas 18o à 2oo grammes.

Les besoins du laboratoire conduisent aussi à
emprunter l'*alcool*, la *glycérine* : il importe, dès
lors, de mesurer leur nocuité, leurs actions physiologiques.

Ces deux substances sont ordinairement em-
ployées mélangées à l'eau. Pur, l'alcool absolu
formerait de fines coagulations, de petits caillots,
origines d'embolies multiples. D'autre part, à
2o %, les accidents ne débutent qu'à 1cc,45,
pour devenir graves à 3cc,5o, très graves à
environ 4 centimètres cubes. Le tableau qui
se déroule a pour dominante l'apparition du
coma, d'une narcose profonde.

La consistance sirupeuse de la glycérine oblige
à l'étendre de moitié ; cette dilution ne la rend
pas totalement inoffensive, car dès le cinquième
centimètre cube elle provoque des trémulations
musculaires ; à 14-16 centimètres cubes, la mort
survient.

Les résultats expérimentaux comportent avec
eux des enseignements, des conclusions, qu'il
convient, chemin faisant, de savoir formuler.
Ici, la tâche est aisée, élémentaire ; il suffit de

se rappeler que, si les circonstances amènent à utiliser l'un des trois corps dont il vient d'être question, il faudra demeurer en deçà des quantités respectives les plus faibles, quantités indiquées, pour chacun d'eux, comme marquant la limite des proportions mortelles.

4. Importance de la porte d'entrée. — Dans ces sortes de recherches, un point mérite d'être débattu : c'est le choix de la porte d'entrée.

Suivant que les principes étudiés pénétreront par le tube digestif, par le derme, par la circulation, par la trachée, par le péritoine, etc., des oscillations surgiront. Rien n'est plus propre, en effet, à influencer les réactions de l'économie, leur intensité, leurs expressions.

Une substance, confiée au *courant sanguin*, va droit et vite aux cellules bulbaires, aux cellules hémisphériques ; or, les premières commandent les révolutions cardiaques, le rythme respiratoire, tandis que les secondes président à l'idéation.

Un produit déposé dans les *couches sous-cutanées* atteindra, à son tour, ces centres vitaux, mais plus lentement, progressivement ; le choc sera moins violent, moins solennel ([1]).

([1]) Il convient de dire que J. Crocq paraît avoir utilisé cette voie avec succès.

Il en est de la sorte, si on passe par l'*estomac*; là, en outre, des combinaisons, des décompositions, des métamorphoses chimiques seront capables de s'opérer.

Les *bronches*, sous menace d'asphyxie, ne permettent l'introduction que de volumes plus minimes administrés successivement.

Le *péritoine*, les *séreuses* ont leurs actes réflexes, leurs inflammations.

Mais, il y a autre chose. — Une donnée des plus importantes consiste à savoir, dans cet ordre d'expériences, la dose exacte de la matière soumise à l'examen, qui se trouve présente dans le sang à un instant voulu. Or, comment y parvenir avec la muqueuse digestive qui à la fois retient et transforme, avec la peau qui élimine et en même temps absorbe.

La supériorité de la *voie intra-veineuse*, surtout en ce qui concerne les accidents aigus, ne laisse donc pas de doutes.

5. Difficultés pour étudier les poisons au sein des tissus. Multiplicité des émonctoires. — Il serait utile de passer en revue d'autres conditions, les vitesses, les pressions, les tensions, la température, etc., conditions propres, de leur côté, à déterminer des changements. Toutefois, même en supposant ces conditions toujours identiques, même en admettant, par hypothèse, que les liquides seuls varient, on aurait des désaccords, car il reste à tenir compte de la sensibilité des animaux, de leur poids, de leur vigueur, de leur âge, etc. Les résultats proclamés, qu'on le sache bien, n'ont trait qu'à des moyennes, moyennes essentiellement mobiles, lorsqu'on touche à l'un des multiples facteurs qui entrent en ligne dans de pareils débats.

Ces considérations ne visent pas seulement les poisons qui sont expulsés par le rein ; elles s'appliquent également à ceux qui choisissent d'autres modes de sortie : l'intestin, la peau, l'arbre aérien, par exemple, à la rigueur, les glandes mammaires, lacrymales, salivaires, biliaires, etc.

Assurément, pour être complet ou pour tenter de l'être, il conviendrait d'interroger ces divers émonctoires. Aussi, dans la mesure du possible, pénétrerons-nous jusque dans les profondeurs de l'organisme, allant dans les tissus et dans les muscles, comme dans le foie et dans le cerveau, rechercher les principes vénéneux. Toutefois, là, pour manœuvrer en présence de la vie, il faut des techniques complexes. Or, plus les procédés s'éloignent de la simplicité, plus on court le

risque de vicier les résultats. En général, on ne
dispose à son aise des humeurs de l'économie,
en dehors pourtant de quelques cas aussi rares
que délimités, qu'après cessation ou perturbation de tout acte vital, tandis qu'il conviendrait
de prendre sur le vif les conséquences, les déchets des actes intimes de la nutrition, sans
causer la moindre fausse note dans l'harmonie
physiologique.

De plus, les voies d'élimination, nous l'avons
remarqué, sont multiples, mais elles sont de très
différentes valeurs ; d'autre part, en pratique,
l'étude des principes dévolus à chacune d'elles
est loin d'être d'une égale aisance. Or, répétons-
le, parler de difficultés ne signifie pas uniquement qu'il sera indispensable de sacrifier et plus
de peines et plus de jours ; non ; cela veut dire
fréquemment que les méthodes sont moins élémentaires, partant, les causes d'obscurité, nous
venons d'y insister, plus nombreuses, les fis-
sures par lesquelles se glisse l'erreur plus
voilées.

Une vue, aussi sommaire que rapide, jetée sur
les issues qui s'offrent aux éléments, au moment
où ils quittent l'organisme, montrera vite la
prééminence de la sécrétion rénale. Pourtant,
nous sommes les premiers à reconnaître que la

fonction d'épuration n'est nullement localisée.
Cette affirmation recevra, à sa place, les développements qu'elle comporte, car il sera utile
d'établir un parallèle entre ces divers moyens
d'expulsion, de préciser un ensemble de détails
qui n'ont point ici leur raison d'être.

CHAPITRE IV

LES DIFFÉRENTES VOIES D'ÉLIMINATION

1. Les poumons. — L'air expiré renferme de l'oxygène, de l'acide carbonique, de l'azote, de la vapeur d'eau, des traces d'ammoniaque, si l'on s'en rapporte aux travaux de Davy, de Loossen, peut-être de l'hydrogène sulfuré ou carboné. Peu d'auteurs admettent, avec Wiederhold, la présence de l'acide urique, des chlorhydrates mal définis, dont il parle. La volatilité restreint le nombre des corps capables de s'échapper par la muqueuse aérienne.

Cet air expiré est-il toxique ? Assurément oui, puisqu'il contient, nous venons de le rappeler, de l'acide carbonique.

Des éléments particuliers, en dehors de ce principe, lui confèrent-ils un pouvoir nocif ? Les expériences de Brown-Séquard et de d'Arsonval, celles de Livierato et les nôtres, du moins sur le terrain de la physiologie pathologique, paraissent le démontrer. Mais, nous ne pouvons passer sous silence celles de Dastre et Loye, de Lipari, de Crisafulli, d'Hoffmann, de Wellenof, de Russo, de Gilberti, d'Alessi, de Lehmann, de Jessen (*Arch. f. hyg.*, 1890) ; les unes et les autres sont contradictoires des premières, les unes et les autres, à ce point de vue tout spécial, innocentent les gaz de l'expiration ; pourtant Sanarelli met en cause l'ammoniaque qui viendrait de l'intestin, tandis que certains auteurs le font dériver des fèces des cages.

Il est, cependant, permis de remarquer que vraisemblablement la chimie ignore quelques-uns de ces produits respiratoires. Nul, par exemple, jusqu'à présent, n'a indiqué, dans leur nombre, un ou plusieurs produits microbiens. Pourtant, Arnaud et Charrin (1) ont prouvé que, parmi ces produits, les substances volatiles ne faisaient pas défaut ; on est même allé jusqu'à accroître la résistance à l'aide de ce groupe de toxines (2). Ce n'est point là, du reste, la seule

(1) ARNAUD ET CHARRIN. — *Académie des Sciences*, 1890.

(2) *Société de Biologie*, 1890.

modification qui dérive de la maladie ; le diagnostic du diabète parfois se formule en se basant sur l'odeur d'acétone dégagée par les personnes atteintes de cette affection. En outre, dans de rares circonstances, l'haleine dévoile l'existence d'acides gras ; cela se voit chez des hypochondriaques, chez des constipés, etc.

Certains poisons, tels que le chloroforme, les éthers, les alcools, l'assa fœtida, quelques balsamiques, etc., introduits dans le tube digestif, choisissent, pour s'échapper, les alvéoles pulmonaires ; on se souvient de la tentative des lavements sulfureux. — Ajoutons que Du Bois-Reymond a appelé l'attention sur des corps incomplètement précisés, pouvant se rencontrer au milieu des éléments expirés.

La lumière n'est pas absolument faite sur ces questions ; l'esprit se résout avec peine à croire que rien de dangereux ne se dégage de l'arbre aérien ; en dehors de l'acide carbonique, du défaut d'oxygène, une atmosphère confinée, remplie d'humains, ne dit rien qui vaille.

2. La peau. — Par la peau s'éliminent des sels, des lactates, des sudorates, des phosphates terreux, des sulfates alcalins, des chlorures de sodium, de potassium, des matières grasses, des épithéliums, etc.

Toutefois, ces composants sont représentés par des quantités minimes, souvent par des traces, attendu que, sur mille parties, l'eau compte pour 988,40 ; les analyses de Funcke, Schrottin, Favre, sont sensiblement d'accord sur ces points. Pourtant, il est juste de signaler le groupe des matières azotées, groupe qui se réduit à peu près uniquement à de l'urée ; Devoto, cependant, a signalé l'azote, comme Argutinsky, l'acétone, comme Buisine, l'acide malique.

Il va de soi que nombre de conditions, telles que la température, l'alimentation, les boissons, les actions nerveuses, la structure anatomique des régions, etc., ont qualité pour imposer des variations au fonctionnement des glandes tant sudoripares que sébacées.

Parfois on voit les premières de ces glandes émettre des pigments de différentes nuances ; la pathologie appose ici sa marque. Il est possible, chez des malades soumis à ces médications, de déceler de l'iode, des acides arsenicaux, benzoïques, du sulfate de quinine ; chez les rhumatisants, les principes de la série grasse augmentent ; on a pensé avoir isolé, chez les tuberculeux, des produits particuliers.

Dans ces derniers temps, on s'est occupé, à différentes reprises, du passage des microbes au travers du tégument externe, passage difficile si ce tégument est intact, plus aisé, on le conçoit, s'il y a plaie ou simple excoriation. — Babès croit que le bacille de la morve est capable, surtout si on vient à son secours à l'aide de frictions, de franchir les différentes couches. Il avance plus sûrement, quoique plus rapidement, mettant ainsi en défaut le proverbe italien, lorsqu'il s'insinue dans les gaines des poils.

Brunner, chez un malade atteint d'infection purulente, a constaté la présence du staphylocoque blanc et dans le sang et dans la sueur. Il pourrait y avoir là pure coïncidence, l'albus n'étant pas des plus rares à la surface cutanée. Toutefois, en faisant transpirer des animaux, soit en appliquant des courants électriques sur le sciatique, soit en injectant de la pilocarpine, le même auteur a recueilli, sur cette surface, la bactéridie, le prodigiosus, tous deux au préalable introduits dans la circulation. Eiselsberg a décelé l'aureus simultanément dans le derme, dans un foyer articulaire, dans les vaisseaux.

Là, des conclusions dérivent en droite ligne des faits consignés. La peau, ses excrétions, les linges qui la recouvrent, peuvent devenir des facteurs de contagion, de transmission, de diffusion du mal. En second lieu, la diaphorèse est capable de rendre des services, toutes réserves comprises au sujet de la vicariance. Éliminer des toxines n'est pas indifférent ; éliminer les générateurs de ces toxines constitue également une œuvre salutaire, attendu que, dans les infections, comme Chauveau, Watson-Cheyne, Bouchard l'ont établi, la quantité importe. Il est trop tard pour répéter qu'en matière de virus, contrairement aux venins, la dose n'entre pas en ligne de compte.

Il serait aisé de soulever ici d'interminables discussions sur les capacités d'absorption ou d'expulsion des enveloppes extérieures. Que n'a-t-on pas dit sur ce thème, lorsqu'il s'est agi des bains ? Plus près de nous, les courants galvaniques ou autres ont passé pour avoir une heureuse influence sur les phénomènes d'osmose. Il serait non moins facile de disserter sur les érythèmes, roséoles, eczémas, etc., témoignages non équivoques des efforts de sortie, efforts réalisés du côté de nos membranes externes par des poisons qui ont des origines multiples.

Ces poisons, en effet, découlent soit de nos cellules, comme dans la goutte, soit des ferments figurés ou solubles du tube digestif. Ils peuvent aussi provenir du monde extérieur à titre accidentel, professionnel, médicamenteux. D'autre part, les nerfs trophiques, les vaso-moteurs, les agents physiques, tels que le traumatisme, la radiation, des parasites de différents ordres, parmi eux les processionnaires, sont capables de prêter leur concours ; ils altèrent, tantôt au point de vue anatomique, tantôt au point de vue circulatoire seul, le derme et surtout l'épiderme. Ces modifications ont des effets en divers sens, ici favorisant l'expulsion, là, inversement, s'y opposant. Si, dans telle intoxication, on voit le corps du délit sortir par la peau, on sait, par l'histoire des brûlures, par celle du vernissage, la gravité des phénomènes de répercussion ; nul n'ignore, d'autant que Kemadjian Mihran (¹) a résumé nos connaissances relatives à ce sujet, qu'une simple irritation cutanée est propre à provoquer de l'albuminurie.

3. Les glandes salivaires, mammaires. muqueuses. — Bien que cette énumération n'ait pas la prétention d'être complète, la sécrétion mammaire doit trouver place dans cette liste des moyens d'élimination.

Le lait, nous ne le nions pas, est avant tout un liquide nutritif. Cependant, il n'est pas nécessaire de se dépenser en de nombreuses dé-

---

(¹) *Travail du laboratoire de Pathologie générale*, 1883.

monstrations pour arriver à établir que cette humeur entraîne avec elle des médicaments, des toxines, des microbes, le staphylococcus aureus, par exemple, si l'on s'en rapporte à Eiselsberg.

Signalons l'excrétion intime, interstitielle, le déversement des déchets de la désassimilation dans la circulation lymphatique ou sanguine, déchets des muscles, déchets des autres tissus. Ces divers éléments obéissent à des influences des plus variées, dont quelques-unes récemment mises en lumière sont des plus curieuses. C'est ainsi qu'en dehors des lymphagogues connus, le suc thyroïdien augmenterait le volume de la lymphe ; il en est de même des toxines pyocyaniques.

Il n'est pas nécessaire d'insister sur ces découvertes pour que, sans coup férir, on saisisse leur importance. C'est là sans doute de la physiologie, et de la plus haute physiologie. Or, ces changements, ici, sont dus à un liquide, né de nos cellules, là, à une sécrétion d'organites parasitaires.

Toute une série de glandes mériterait de nous arrêter ; telles sont celles des organes génitaux, dont certain pouvoir est actuellement si discuté ; telles sont aussi celles des larmes, de la muqueuse nasale, de la muqueuse buccale, plus

encore celles de la salive; à bon droit, elles peuvent être considérées à titre de voies de sortie
supplémentaires. D'ailleurs, pour la plupart, les
métaux lourds, le mercure, et cela malgré les doctrines nouvelles, ne viennent-ils pas faire effort
du côté de l'épithélium buccal ou intestinal ?

**4. L'intestin. Son contenu. Toxicité de
ce contenu**. — Du reste, le tube digestif,
dans son ensemble, si important, si capital, en
fait d'absorption, conduit au dehors une série
de produits : il suffit, pour s'en convaincre, de
jeter les yeux sur la composition de son contenu. On y rencontre les parties des aliments
qui sont ou insolubles ou réfractaires aux sucs :
tissus élastiques, tissus cornés, mucine, nu-
cléine, cellulose, chlorophylle, savons, etc.; on
y décèle un excédent d'éléments nutritifs atta-
qués, mais incomplètement métamorphosés :
fragments musculaires, particules d'amidon, de
graisse, d'albuminoïdes, etc.; on y trouve des
principes biliaires plus ou moins décomposés :
pigments, urobiline, stercobiline, acides glyco-
cholique, cholalique, taurine, dyslisine, cholestérine, mucine, lécithine.

En outre, à côté des acides butyrique, oléique,
lactique, palmitique, propionique, valérique, acétique, phénitique, stéarique, isobutyrique, ca-

proïque, caprique, on voit l'indol, le scatol, le crésol, les phénols, l'excrétine de Marcet ; on voit des
sels solubles ou insolubles, des chlorures, des
phosphates, des sulfates alcalins, des phosphates
de chaux, de magnésie, des phosphates ammoniacaux, magnésiens, etc. Ajoutons, à cette énumération, les alcaloïdes, les bactéries, les corps
diastasiques, les ferments, les cellules épithé-
liales, les gaz, l'hydrogène, l'azote, l'acide carbonique, l'hydrogène sulfuré, le gaz des marais,
tous peu irritants pour les muqueuses, pour les
séreuses d'après Braütigam, et nous serons loin
d'avoir tout dit.

Pour une part, l'intestin reçoit des éléments
désormais inutiles, parfois même nuisibles, de
différents côtés. Les glandes de la muqueuse, le
pancréas, l'organe biliaire, concourent à déverser dans ce canal une foule de corps, dont
l'économie doit se débarrasser.

On insiste beaucoup, et avec raison, dans les
ouvrages de physiologie, sur le rôle du tractus
de la digestion dans les phénomènes de transformation, sur sa part dans l'assimilation, dans
l'absorption ; peut-être néglige-t-on un peu trop
les propriétés d'élimination. Une série de substances, en effet, après avoir pénétré dans la
circulation générale, en sortent en passant au

travers de la paroi de l'iléon, du cæcum ou du côlon. — Injectez du sublimé en solution à 1 gramme pour 4 et 5 litres d'eau, dans la veine de l'oreille d'un lapin [1]; l'animal mourra et l'autopsie révélera des ulcérations du gros intestin. Poussez, dans les vaisseaux, les toxines du bacille du pus bleu [2]; vous verrez apparaître la diarrhée qui survient lorsqu'on inocule ce bacille lui-même; si, au contraire, vous introduisez ces toxines dans le tube digestif, vous aurez beaucoup de mal à provoquer pareils accidents. C'est que, pour quitter l'organisme, le mercure, comme les sécrétions microbiennes, a fait effort; il est en quelque sorte tombé dans la lumière de l'intestin. N'est-ce pas là, d'ailleurs, ce qui se passe pour nos propres toxiques, quand. le mal de Brigh ayant fermé le rein, l'urémie digestive se déroule?

La cellule hépatique à l'état de fonctionnement détruit une foule de poisons; avec l'ammoniaque, elle crée de l'urée, corps infiniment moins dangereux que cet alcali; elle va chercher dans nos tissus tels principes, en particulier, les matières colorantes, spécialement s'il y a eu épanchement sanguin. A côté des acides

[1] CHARRIN et ROGER. — *Société de Biologie*, 1887.
[2] CHARRIN. — *Société de Biologie*, 1887.

biliaires, à côté des sels de soude, de potasse, de magnésie, à côté de la mucine, de la lécithine, de la cholestérine, de l'oléine, de la palmitine, des éléments sulfurés, etc., la pathologie du saturnisme occasionne l'apparition du plomb, puis celle de toute une série de médicaments ou poisons : iodure de sodium, essence de térébenthine, antimoine, fer, arsenic, etc.

L'importance de ces voies d'élimination tient, en partie, aux qualités nocives des produits qui les parcourent. Ces acides, ces sels biliaires, d'après Röhrig, Feltz, Ritter, Muller ; la bilirubine, la biliverdine, d'après Bouchard, Tapret, sont éminemment actives ; la bile de bœuf tue, à 5 centimètres cubes, un lapin de 1 500 grammes ; si on la décolore, il faut doubler, arriver à 10, 12.

Après Deidier et Bouisson, Frerichs, Bamberger, Vulpian ont fait pénétrer dans l'être vivant d'assez grosses doses de ce liquide en nature, et cela sans graves accidents. Des injections de taurocholate, de glycocholate de soude, entre les mains de Von Dusch, Huppert, Kulm, ont provoqué des effets peu sensibles, tandis que Leyden a jugé ces injections dangereuses. — Les tentatives de cholestérémie expérimentale laissent notablement à désirer. On a introduit, dans la circulation, des proportions infimes ;

encore a-t-on dû recourir à des savons alcalins qui ont agi par eux-mêmes ([1]). — Ajoutons que les sels désagrègent les globules, altèrent les fibres musculaires, font dégénérer les cellules du foie, cellules qui les ont composés, qui leur ont donné naissance. — Les urines ictériques sont très offensives ; elles le doivent, spécialement, à la potasse et à d'autres matières minérales, qui dérivent de la désintégration des parenchymes.

Il y a longtemps que Panum, Hemmer, Schwenninger, Zulzer, Sonnenschein, Schiffer, Stich, Schmiedberg, Bergmann, avec une notable précision, puis Baumann, Müller, Röhrig, etc., ont accusé les propriétés vénéneuses du contenu intestinal ; le professeur Bouchard a montré la part à réserver, tant à l'extrait aqueux qu'à l'extrait éthylique ; de plus, avec Selmi, Gautier, Brieger, Tanret, il a décelé la présence des alcaloïdes qui, en majorité, dérivent de la vie des bactéries.

([1]) Toutes ces questions des poisons biliaires, hépatiques, intestinaux, salivaires, sanguins, alimentaires, microbiens, ainsi que celles des poisons cellulaires, de la dénutrition, etc., ne sont, dans cet ouvrage, qu'ébauchées. — Ce premier volume est réservé aux toxiques de l'urine, particulièrement à ceux qui naissent au sein de l'économie.

Il est facile de mettre en lumière le pouvoir nocif de ces matières ; il suffit de les injecter à l'animal. On constate alors la rapide apparition des convulsions, surtout si on use des principes que l'alcool dissout ; une fraction considérable de ces perturbations revient soit à l'ammoniaque, soit aux sels de potassium. — Les éléments que l'eau entraîne sont générateurs d'abattement, de somnolence.

Stich avait déjà vu cette puissance des fèces ; il l'avait reconnue en déposant, dans l'intestin d'une espèce choisie, les matières d'une autre espèce.

La circulation puise, pour ainsi dire, une partie de ces corps à la surface de la muqueuse, pour les transporter, au travers du rein, jusque dans la vessie.

A cet égard, un procédé de démonstration des plus élégants consiste à établir, aussi bien que possible, l'antisepsie du tube digestif à l'aide des poudres insolubles. On arrive à mettre en évidence ce fait intéressant, dont la notion appartient au professeur Bouchard, à savoir que cette antisepsie abaisse la toxicité de la sécrétion rénale.

Chez trois malades atteints d'entérite chronique, j'ai réussi, grâce au salol et au naphtol β, administrés dans la proportion de 4 grammes par 24 heures, à supprimer un tiers de cette toxicité ; Surmont, chez des hépatiques, a pu la diminuer de moitié. D'autres remarques concourent à fournir de nouvelles preuves de ce que nous avons avancé.

Les acides sulfoconjugués, dont le plus important est l'indoxysulfurique ou indican, peuvent servir à apprécier l'intensité des putréfactions intestinales, attendu que ces putréfactions constituent leur principale origine.

L'action anti-microbienne du suc gastrique limite ces fermentations. Aussi, dans les néphrites, alors que l'acide chlorhydrique libre disparaît, il en résulte une augmentation de l'excrétion de ces éléments ; elle est parfois doublée.

La bile joue également le rôle d'antiputride. En cas d'ictère, ces mêmes éléments sulfo-conjugués se retrouvent en abondance dans la vessie, mais reviennent au taux normal, dès que les matières reprennent leur coloration. — Le calomel, à la dose quotidienne de $0^{gr},3$ à $0^{gr},5$ n'a aucune influence sur leur quantité ; il s'oppose mal à l'évolution des germes de l'intestin. Cela tient sans doute à sa solubilité, qui ne lui permet pas de séjourner suffisamment dans le canal de la digestion, et, partant, son action est trop éphémère.

Il y a longtemps que l'on connaît l'influence de ce canal sur la marche de la putréfaction dans les viscères. — Je sacrifie, au même moment, trois lapins par la piqûre du bulbe. Le premier a reçu dans les veines, une minute avant, du sublimé emprunté à une solution à 0,20 pour 200 ; au second, comme aux deux autres, on ouvre le ventre sur la ligne blanche, puis, après avoir posé deux ligatures, l'une au cardia, l'autre près de l'anus, on enlève tout le tractus compris entre ces deux points ; pour le troisième, on se borne à inciser la paroi abdominale. Les cadavres sont placés dans des conditions identiques de lumière, de chaleur, d'aération, etc., et, tous les jours, on sème le foie et le rein de chacun d'eux. Or, on constate, de la façon la plus manifeste, que l'envahissement des organes par les microbes est le plus prompt pour le sujet qui a ses intestins, le plus lent pour celui qui en est privé ; le lapin auquel on a injecté du mercure, tient le milieu.

Si on a recours à ces composés chimiques dont nous avons parlé, composés qui, doués d'une notable puissance bactéricide, sont à peu près insolubles, on arrive à reconnaître que ces

corps influencent la production de certains éléments dérivés des germes.

Des recherches préliminaires avaient montré
que la genèse de l'acide kynurique est en rapport
avec des fermentations qui se passent dans
l'intestin. Haagen (¹), avec le concours de Jaffé,
fit des expériences dans le but d'établir l'action
des antiseptiques sur la formation de cet acide,
qui se trouve dans l'urine, spécialement dans
celle du chien.

Notons d'abord que, pour déterminer ce principe, 300 grammes de la sécrétion rénale sont
évaporés et épuisés par l'alcool ; cet extrait
alcoolique est repris par l'eau acidulée à l'aide
de l'acide sulfurique, puis agité avec l'éther ;
après vingt-quatre heures, l'acide kynurique
déposé est recueilli sur un filtre ; on le lave
encore à l'eau ; on le sèche à 100° et on le pèse.

Haagen chercha à obtenir une diminution de
quantité en stérilisant la nourriture ; il donna,
comme aliment, à un chien, 1 kilogramme de
viande crue, qu'il fit bouillir pendant plusieurs
heures : la dose s'abaissa, en moyenne, de 0,406
par jour à 0,240, soit environ 40,9 %. Il fit
prendre ensuite, au même animal, des substances

(¹) HAAGEN. — *Archiv. f. Ch.*

non privées de germes, en y ajoutant une série d'agents antiputrides : salol, thymol, naphtaline, iodoforme ; il obtint, par vingt-quatre heures, en acide kynurique, après l'usage de tel ou tel corps :

Produits	Avant	Après	%
Salol	0,406	0,293	32
Thymol	0,608	0,522	13,4
Naphtaline . . .	0,430	0,199	54
Iodoforme . . .	0,611	0,604	//

On voit que l'iodoforme n'a produit qu'une diminution insignifiante, quoique, d'après les expériences de Morax, il agisse très puissamment dans l'intestin, à titre d'antifermentescible.

Il serait facile de multiplier ces preuves, soit en s'appuyant sur la clinique, en évoquant les effets des hernies étranglées, de la constipation, des obstructions, soit en prenant pour base l'expérimentation, en rappelant les travaux de Boas sur la décomposition des acides du tube digestif, ceux de Biernaki sur la part des aliments, ceux de Slosse sur la ligature des artères mésentériques, etc. Toutefois, agir de la sorte nous conduirait à pénétrer trop avant dans ce grand problème des sources, des origines des puissances toxiques urinaires, problème que, pour le moment, nous devons réserver.

5. La voie rénale. — Du reste, ce que nous avons exposé suffit amplement à mettre hors de contestation, d'une part, les qualités nocives du contenu de l'iléon comme du côlon, d'autre part, le passage d'une fraction de ces principes vénéneux dans la circulation, de là dans la vessie. Or, précisément, ce passage dévoile un grave défaut pour un conduit qui serait chargé uniquement d'éliminer ; ce défaut découle de cette propriété que possède la muqueuse, d'absorber certaines des matières qui cheminent à sa surface.

On ne sait plus, dès lors, quelles seront les substances qui seront totalement expulsées, quelles sont celles que la circulation reprendra, et, pour un même corps, quelle quantité sera amenée à l'extérieur, quelle proportion sera retenue. Si on ajoute à ces considérations les difficultés, les inconvénients de la manipulation des fèces, les obstacles que l'on rencontre quand on désire les injecter en nature, on saisira vite pourquoi l'urine est préférable, d'autant que le calice, le bassinet, l'uretère, le réservoir vésical, à l'état d'intégrité, ne résorbent pas ou peu, d'au-

que l'urine renferme une série indéfinie de produits, dont l'économie n'a que faire : l'eau en
excès, un poids assez considérable de matières
solides, des substances minérales, nombre de
corps azotés ou non (urée ; acides urique, hippurique, oxalurique ; xanthine, allantoïne, créatine ; acides lactique, oxalique, phosphorique,
succinique, traces d'acides gras, volatils), des
acides sulfo-conjugués (indican, phénol sulfurique, crésol, sulfurique, sulfo-pyrocatéchique),
des sels de soude, de potasse, de chaux, de
manganèse, des chlorures, des phosphates, des
carbonates, de l'ammoniaque, des alcaloïdes,
des ptomaïnes, des leucomaïnes, des principes
soit colorants soit odorants, etc. Les uns, parmi
ces produits, ne se décèlent que dans des circonstances anormales ; ce sont la globuline, les
toxalbumines, certaines diastases, la sérine, du
moins pour la plupart des auteurs, des composés
gazeux, etc. ; les autres font partie intégrante
de sa composition. — Est-il besoin d'ajouter
que, pour cette sécrétion comme pour le plus
grand nombre, les variations chimiques sont
multiples ? Il en est de même des oscillations
dans le pouvoir physiologique ; elles ont trait
aux influences de la veille, du sommeil, de l'alimentation, du jeûne (Loukianow), de la fatigue,

de l'oxygène, du travail cérébral, de la santé, de la maladie, etc.

A cet égard, l'état des cellules des tubuli a une grande importance ; Trambusti a mis en lumière le mécanisme de leur sécrétion et Théohari a décrit les signes de leur fatigue. La pression, la vitesse et surtout, pour de Souza, la quantité de sang modifient plus ou moins leur fonctionnement, qui n'est pas toujours à droite ce qu'il est à gauche, comme l'ont noté Bardier et Frenkel, en particulier dans les cas de pléthore. On conçoit, en outre, que les qualités des ferments inclus dans ce tissu rénal, aussi bien que celles des sécrétions internes, de la rénine, par exemple, substance vaso-constrictive et régulatrice du tonus, puissent intervenir.

Les glomérules, filtre véritable opposé aux tubuli constituant la partie glandulaire, gouvernent le passage des sels et, à en croire Koranyi, des divers éléments urinaires échangés dans les canaux contournés.

En interrogeant la perméabilité, l'élimination de sulfates, des phosphates, plus encore, d'après Achard, des chlorures, on peut avoir des renseignements sur l'activité de l'organe. D'autre part, le cyto-diagnostic (Millian) appliqué aux urines indique la nature du mal qui entrave cette activité.

CHAPITRE V

—

INTOXICATION URINAIRE

*L'émonctoire urinaire occupant le premier rang,
l'étude des poisons de l'urine doit avoir la première
place. — Analyse des symptômes, des lésions que
provoque l'introduction de ce liquide dans la circulation du lapin. — L'intoxication chez l'homme,
chez l'animal. — Ressemblances. — Différences.—
Multiplicité des formes.*

**1. Importance de l'étude des poisons de
l'urine.** — Il est inutile de s'arrêter à comparer
longuement la voie rénale aux autres procédés
d'épuration ; sa supériorité éclate avec la dernière évidence ; à cet égard, les arguments développés sont plus que suffisants.

La plupart des sécrétions, si on les rapproche
de celle du rein, n'entraînent que de fort minimes quantités : telles, celles des organes salivaires ou lacrymaux ; tel le lait. — Que de
difficultés, d'un autre côté, pour recueillir ce qui

sort des mille et mille parties du revêtement externe ! — Quant aux poumons, ils ne livrent que les éléments volatils.

Dans ce genre de recherches relatives aux poisons de l'économie, poisons pris aux émonctoires, on voit donc que l'urine occupe la première place. Les renseignements que son étude est capable de livrer dépassent de beaucoup en intérêt ceux des autres appareils éliminateurs. Ces appareils ne méritent ni des développements aussi étendus, ni une analyse aussi urgente ; nous l'affirmons à nouveau.

2. Lésions et symptômes provoqués par l'introduction de l'urine dans la circulation du lapin. — Nous sommes donc amenés à étudier quels sont les symptômes qui surviennent, les lésions qui se créent, lorsqu'on fait pénétrer, dans une économie vivante et en se conformant à la technique indiquée, la sécrétion rénale.

Il faut employer, rappelons en deux mots cette technique, un liquide filtré, neutralisé, à la température ambiante, c'est-à-dire de 16 à 23° ; il faut user du lapin, pousser le liquide dans la circulation générale, à raison, en moyenne, de 1 centimètre cube par seconde.

Le premier phénomène important n'est autre

que la contraction de la pupille (¹). Cette contraction est lente, symétrique, progressive, capable d'atteindre des degrés plus ou moins avancés, à ce point que l'extrémité de l'aiguille la plus aiguë ne saurait pénétrer dans ce minuscule orifice ; on a, sous les yeux, l'image de ce que le tabès réalise.

Ce myosis débute aux environs de 10, 15, 20 centimètres cubes ; puis, une limite donnée étant acquise, cette sténose ne s'accroît pas davantage ; elle est généralement en rapport direct avec la valeur toxique du liquide expérimenté.

Les mouvements thoraciques sont de moins en moins amples. Des secousses musculaires agitent, au début, le corps entier ; elles sont sans valeur ; elles témoignent le plus habituellement de réflexes, dont le point de départ est dans l'endoveine ou dans les différences thermométriques entre le milieu intérieur et la sécrétion introduite. La respiration, tout en demeurant assez régulière, devient plus serrée, plus étroite, plus rare.

Il en est de même du cœur ; on note de l'accélération, jamais d'arythmie, jamais de dé-

---

(¹) BOUCHARD. — *Auto-intoxications*. Paris, 1887.

faillance, de vertiges, de syncope, d'œdème, soit viscéral, soit périphérique.

Ce qui ordinairement frappe le plus, c'est, d'une part, l'augmentation de la sécrétion urinaire, et, d'autre part, l'abaissement thermique.

Au premier abord, nulle difficulté pour interpréter ces deux effets, du moins en apparence. On suppose tout de suite que la diurèse provient des changements dans les vitesses, dans les pressions, dans les tensions ; on suppose, d'après je ne sais quelles notions théoriques de physiologie, que l'eau distillée en produirait autant.

Par malheur, les faits, loin d'appuyer cette explication, l'infirment complétement. Prenez cette eau ; introduisez-la dans les vaisseaux à des doses égales, inférieures ou légérement supérieures à celles de l'urine, vous n'obtiendrez, au point de vue qui nous occupe, aucune similitude dans les résultats.

A deux reprises, et chaque fois le volume employé était, il est vrai, considérable, j'ai vu le liquide urinaire [1] d'une femme myxœdémateuse provoquer l'expulsion, en moins de vingt minutes, de 90 centimètres cubes, chiffre très élevé pour un lapin.

---

[1] Il s'agit de deux cas de myxœdème traités dans le service du professeur Bouchard par des injections de

Du reste, la dissection, la dissociation, l'analyse des divers éléments toxiques nous conduira
à conférer à l'urée des propriétés à cet égard
spécifiques. Peut-être même existe-t-il, à côté de
cette urée, d'autres corps ignorés et pourtant
créateurs d'effets semblables. Ce qui est certain,
c'est que l'eau, additionnée ou non de sulfate
de soude, de chlorure de sodium, transformée
ou non en sérum artificiel, n'a pas un égal
pouvoir : la théorie mécanique ne saurait être
admise. — Assurément, pour abaisser la température, l'inégalité thermique initiale entre les
humeurs organiques et celles du dehors entre
en ligne de compte ; mais d'autres éléments
interviennent, attendu que ces phénomènes de

suc thyroïdien en solution dans de l'eau antiseptique.
Ces deux malades, deux femmes, ont été notablement améliorées. Non seulement les mouvements sont
devenus plus vifs, la mémoire plus prompte, la parole
plus facile, la sensibilité au froid moins accentuée,
mais on a vu l'œdème disparaître, la température
rectale se relever, le volume de l'urine passer de 1 500
à 2 000 et 2 300, la chute des cheveux cesser, de petites
nodosités cutanées se résorber. Quelques-uns de ces
accidents se sont produits à nouveau, quand on a cessé,
pendant un temps assez long, cette médication, etc. —
Voir d'ailleurs le *Congrès de Pau*, 1892. — Ajoutons
que des injections différentes, au phosphate de soude,
par exemple, sont demeurées sans résultat.

thermogénèse ne sont pas aussi simples qu'ils le semblent au premier abord ([1]).

Cette action paraît attribuable à des matières dissoutes, dont la capacité hypothermisante compense, et au-delà, l'accroissement de la calorification que produirait l'urine agissant seulement à titre de liquide froid. Ces matières ne sont ni l'urée, ni les sels minéraux ; le charbon les fixe en partie : d'autre part, l'ébullition prolongée à l'air les altère.

J'ai récemment constaté que la sécrétion rénale d'un dothiénentérique, à température à peu près normale, abaissait plus celle du lapin que cette même sécrétion empruntée à un second dothiénentérique, traité, comme le premier, dans le service de Bouchard, mais chez lequel le thermomètre ne descendait guère au-dessous de 39°,5. Là encore la décoloration modifiait ces propriétés ([2]).

3. Intoxication urinaire chez l'homme. — Chez l'homme, les accidents sont polymorphes. Il en est qui sont rapportés à tort à l'auto-intoxication ; par exemple, l'albuminurie, les œdèmes, les troubles vasculaires, cardiaques, certaines phlegmasies bâtardes frappant de préférence les

___

[1] BOUCHARD. — *Arch. de Physiologie*, janv. 1889.
[2] CHARRIN. — *Expériences inédites.*

séreuses ; ces désordres peuvent se dérouler, alors que les urines sont encore à peu près normales et comme quantité et comme qualité.

Quand le rein est devenu peu perméable, d'autres phénomènes surviennent. La clinique les peint sous des aspects variés, en rapport avec la prééminence, dit-on, de tel ou tel toxique ; ils changent suivant les formes en évolution, formes suraiguës, aiguës, subaiguës, chroniques, suivant que le filtre glomérulaire est seul en cause, suivant que le foie, les poumons, le tube digestif, la peau, l'appareil circulatoire, les dyscrasies, etc., interviennent pour leur part.

Assez fréquemment, on observe de la dyspnée régulière ; elle est due à une bronchite plus ou moins étendue, ici immobile et superficielle, là localisée et creusant le parenchyme ; elle est due à de l'œdème, à de la congestion, à des hémorragies, à des infarctus pulmonaires, à des broncho-pneumonies, à des pneumonies, à des états bâtards qui côtoient l'inflammation sans y pénétrer franchement ; elle est due à de l'hydrothorax, à de la pleurésie, rarement à de la gangrène pleuro-pulmonaire, plus rarement à des infiltrations glottique, laryngée, à des paralysies des cordes vocales, moins rarement à des intoxications bulbaires localisées sur les noyaux qui commandent à la respiration comme à la circulation ; elle est due aux modifications dans les vitesses, dans les tensions vasculaires ; elle est due, d'après les expériences d'Ortille, à la diminution de la capacité respiratoire du sang.

L'intoxication par insuffisance rénale se révèle parfois par des hémorragies, et cela, soit au cours des cas rapides, soit à propos des types plus lents. Les altérations sanguines, l'hémolyse si minutieusement analysée par Pagniez et Camus, la dyscrasie portant sur les globules, sur le sérum, sur le plasma, les tares que Roubinovitch a relevées dans la moelle osseuse, etc., interviennent dans la genèse des accidents du premier groupe. Les changements tant cardiaques que vasculaires, les notables accroissements de pression qui les accompagnent, accroissements que Richter attribue au tissu rénal lui-même, expliquent en partie ceux de la seconde catégorie.

Les vomissements, la diarrhée annoncent que la matière peccante, le chemin physiologique étant barré, se dirige vers le tube digestif ; c'est l'urémie gastro-intestinale. Le tube digestif joue alors ce rôle d'organe éliminateur sur lequel nous avons insisté avec quelques détails (¹).

____

(¹) Voir p. 42.

Moutier a signalé la salivation et Mayer, la soif
des brightiques ; Joal a observé des angines
sèches, Lefas des lésions du pancréas, Hanot et
Gaume, des altérations du foie.

Quelquefois, en dehors de l'œdème, qui, suivant Reichel, s'accompagne de notables modifications du derme, la peau est le siège d'érythèmes, de vitiligo, de pelade et, d'après Bernard,
de dermatites variées. C'est ce que l'on observe
également dans d'autres empoisonnements, soit
dans ceux qui sont le résultat de toxines microbiennes, soit dans ceux qui dérivent de
substances puisées à l'extérieur, telles que le
mercure, les balsamiques, etc. Ajoutons que les
séreuses pleurales, péricardiques, articulaires,
peuvent être intéressées ; ajoutons aussi que
les doigts, à en croire Chatin et Cade, présentent des nodosités.

Ce que l'on note de préférence, ce sont des
phénomènes nerveux : céphalée, désordres vi-
suels et auditifs, torpeur, coma, délire, convulsions, perturbations sensitives, doigt mort,
cryesthésie, réaction facile au froid, paralysies,
psychoses bien étudiées par Bischoff, état mental
anomal allant parfois jusqu'à la folie brightique.

J'ai, personnellement, observé une femme
atteinte de délire chronique avec hallucinations

visuelles. Tantôt elle se figurait voir se développer au milieu du visage de ses voisines des
sortes de monstruosités, de véritables trompes
d'éléphant ; tantôt elle apercevait, émergeant
d'une tasse de lait, des flammes qui, disait-elle,
l'entouraient, la consumaient, etc. ; elle avait été
conduite à l'hôpital par son entourage qui la
tenait pour aliénée (1). — L'examen de la sécrétion rénale révéla 10gr,20 d'albumine par litre,
soit 9,05 dans les vingt-quatre heures. Dès lors,
cette malade fut soumise au régime lacté sucré
exclusif, à une antisepsie intestinale rigoureuse,
à des inhalations d'oxygène ; de plus, on pra-
tiqua cinq saignées, de 250 grammes chacune,
de quatre en quatre jours. — L'albuminurie ne
tarda pas à s'améliorer. Or, en même temps, les
phénomènes psychiques s'amendèrent, si bien
que, trois semaines après son entrée, cette personne avait, pour user d'une expression très
usitée, retrouvé son bon sens ; ses urines ne con-
tenaient plus que 1,95 de sérine ; bientôt elle n'en
eut plus que des traces. — Les prises de sang, au
cours de ces incidents, ont permis de mesurer
la toxicité du sérum, j'entends la toxicité immédiate ; ce pouvoir toxique, à l'exemple des désordres intellectuels, a diminué parallèlement à

____

(1) Charrin. — *Arch. Physiol.*, 1891.

l'albuminurie. On conçoit ici la portée de ce dernier détail ; il sera mis en valeur avec de complets développements ; il trouvera toute sa place, lorsque nous irons à la recherche des sources des poisons qui quittent l'économie et se présentent aux émonctoires.

En somme, nous avons eu devant nous une femme atteinte de ce qu'on a appellé la folie brightique, c'est-à-dire une femme, dont les centres de l'idéation, dont les centres sensoriels ou leurs points commissuraux, étaient inhibés ou mieux perturbés par les poisons qui circulent en nous et produisent, — quand, sans être fabriqués en excès, ils ne sont pas éliminés suffisamment vite, — du délire, du coma, des convulsions, des paralysies, etc., désordres variant suivant la région cérébro-spinale où ils se localisent.

Vous pouvez aboutir aux mêmes conséquences, soit, comme le prouve le botulisme, lorsque ces toxiques sont engendrés à trop haute dose, soit encore quand le foie ne les arrête pas, ne les détruit pas, ne les neutralise pas. On se trouve alors en face de la folie hépatique ; récemment j'ai pu établir son existence, en la basant sur trois observations : nous aurons, d'ailleurs, à approfondir ces questions.

On possède, du reste, une série de notions relatives à ces tares du névraxe. Alessi, Gabi et Antinori, Sacerdotti et Ottolenghi ont noté, soit chez des sujets brightiques, soit chez des animaux rendus urémiques, des lésions du cortex, lésions que de Grazzia a décrites avec détails. Lapinsky a signalé des sciatiques, Depter des névrites variées qu'on a pu reproduire en injectant du sérum d'albuminuriques présentant des accidents d'auto-intoxication ; Semmeril a insisté sur la participation des plexus nerveux péri-rénaux au développement de certains accidents.

Au cours de l'empoisonnement urémique, la température est habituellement abaissée ; quelquefois elle s'élève ; Bard a prétendu que l'absence de fièvre tenait souvent à l'élimination trop considérable de produits pyrétogènes, passant largement dans le cas de néphrites infectieuses aiguës. Les mêmes oscillations surviennent, je viens de le démontrer (¹), à propos des toxines.

La pupille, chez l'homme, se présente sous divers aspects ; on peut, avec Roberts, avec Bouchard, constater du myosis, surtout dans une certaine phase.

____

(¹) Voir p. 59, *Température dans deux cas de fièvre typhoïde.*

Pour qui prend la peine de réfléchir, des rapprochements entre les phénomènes suscités par nos sécrétions ou excrétions et par celles des bactéries sont manifestes.

Que voit-on apparaître, lorsqu'on injecte dans la circulation des produits solubles, sinon de l'accélération respiratoire, de l'entérite, des extravasations sanguines, de l'élévation thermique, des convulsions, du coma, etc. ? Dès lors, il est évident que nos organites fabriquent des substances qui, par une série de leurs propriétés, sont à juxtaposer à celles qu'engendrent les cellules parasitaires, infectieuses [1]. Il y a, assurément, des différences ; elles n'empêchent pas les concordances.

Dans les deux cas, on peut voir l'évolution des lésions se poursuivre, alors que la cause a cessé d'agir. D'autre part, si on s'en rapporte à Carter, à Ughetti, les vrais éléments nocifs naissent, chez les brightiques, de la vie des cellules impressionnées par certains poisons, tout comme, d'après Courmont et Doyon, chez les infectés, les principes offensifs dérivent de ces cellules influencées par les toxines.

De même, quand il est question d'espèces

[1] CHARRIN. — *Arch. Physiol.*, 1891, et *Semaine méd.*, 1892.

plus ou moins éloignées, on constate à la fois,
dans les symptômes, des dissemblances associées
à des similitudes. Ainsi, le myosis, l'hypothermie, la dyspnée, certains phénomènes dépen-
dants de l'axe cérébro-spinal, constituent des
traits d'union entre le tableau qu'offre le lapin
et celui que la clinique humaine a fixé.

Ces tableaux toutefois ne peuvent pas exactement se superposer. Tout d'abord, les sujets ont
des réactions personnelles ; en second lieu, dans
le laboratoire, on ne vise guère que l'empoisonnement aigu ; en troisième lieu, la composition
des urines, leurs qualités physiologiques changent d'une variété à l'autre.

CHAPITRE VI

URINES DES ANIMAUX

Urines du lapin. — Composition chimique. — Pouvoir toxique considérable. — Urines du cobaye. — Urines du chien.

Cette affirmation visant les modifications dans les résultats obtenus, suivant que l'on expérimente sur telle ou telle espèce animale, nous amène à tenter une incursion dans le domaine de la physiologie comparée.

1. **Urines du lapin**. — En bonne logique, nous devons d'abord nous occuper du lapin. Voici le résumé de quelques-unes de nos recherches :

Nous avons toujours opéré sur la totalité des urines émises pendant vingt-quatre heures par deux ou trois sujets ; les animaux étaient enfermés dans une cage, dont le fond en tôle perforée permettait au liquide de s'écouler dans un réservoir sous-jacent ; les poids ont été pris exactement et tous les résultats ont été rapportés au kilogramme.

En opérant ainsi, on voit qu'en moyenne, un lapin émet ordinairement, pour 1 000 grammes et par jour, 61 centimètres cubes d'une urine dont la densité oscille autour de 1,016 ; elle renferme $0^{gr},526$ d'urée. Dans le même temps, le même poids d'homme ne laisse échapper que 18 centimètres cubes et 0,46 d'urée.

L'humeur du lapin renferme $0^{gr},11$ de chlore, $0^{gr},06$ d'acide phosphorique, $0^{gr},212$ d'acide sulfurique. La sécrétion humaine contient $0^{gr},22$ de chlore, $0^{gr},044$ d'acide phosphorique, $0^{gr},032$ d'acide sulfurique.

Enfin, tout le monde sait que, chez cet herbivore, ce liquide est très riche en carbonates ; dès qu'on ajoute un acide, il fait effervescence.

Lorsqu'on étudie comparativement leurs propriétés toxiques, les différences qui existent entre l'urine humaine et celle de l'animal dont il s'agit, sont bien plus marquées.

On sait, par les expériences de Bouchard, que le contenu vésical humain, injecté dans l'oreille d'un lapin, tue, en moyenne, à la dose de 40 à 60 centimètres cubes par kilogramme ; la mort survient au milieu d'un état demi-comateux, entrecoupé, dans quelques cas, par de légères convulsions. Au milieu de cette injection, les pupilles se rétrécissent ; elles sont punctiformes vers la fin ; on note souvent, à ce moment, un exorbitisme assez marqué, une dilatation des vaisseaux de l'oreille. — Les urines de l'herbivore causent de l'agitation, dès le début de l'expérience ; puis, l'iris se contracte rapidement, et le sujet succombe, après avoir reçu, par kilogramme, 15 centimètres cubes environ. La mort est précédée de convulsions tétaniques extrêmement violentes, ne faisant jamais défaut ; il n'y a ni exophtalmie, ni eclasie vasculaire ; si, aussitôt après la cessation de la vie, on ouvre le thorax, on voit que le cœur est arrêté ou ne présente que de rares battements ; avec les urines humaines, il continue à fonctionner un temps assez long.

En comparant la quantité de poison que contient l'urine de cet animal à celle que renferme la nôtre, on arrive à des résultats très différents. En un jour, 1 000 grammes de lapin éliminent le nécessaire pour intoxiquer $4^{kg},184$; c'est un chiffre neuf fois supérieur à celui que donne le professeur Bouchard pour l'urine humaine. Si 1 kilogramme sécrète de quoi tuer $0^{kg},461$, l'homme peut mettre cinquante-deux heures à fabriquer une quantité capable de causer la mort ; pour le lapin, il suffit de cinq heures.

Remarquons, incidemment, qu'il s'agit de substances provenant d'un organisme déterminé, puis introduites artificiellement dans ce même organisme ; ce n'est point là un détail dépourvu de valeur, attendu que la nature du terrain comporte, en pareille matière, une assez grande importance. Un sérum, nous le verrons, est infiniment moins énergique pour l'espèce à laquelle on l'a emprunté que pour des espèces voisines.

Il faut maintenant rechercher pourquoi ces urines ont une toxicité si considérable, quelquefois supérieure à la nôtre. L'explication est fournie par le mode d'alimentation qui fait ingérer, et, par conséquent, expulser, chaque jour, de grandes quantités de sels potassiques. Or, ces sels sont très actifs ; d'après les expériences de M. Bouchard, il suffit de $0^{gr},18$ de KCl pour détruire 1 000 grammes de matière vivante. Un homme excrète en moyenne $2^{gr},50$ KCl ; un kilogramme élimine donc $0,0384$, c'est-à-dire de quoi intoxiquer $0^{kg},215$; les autres matières toxiques tueraient $0^{kg},248$. Chez le lapin, il résulte de nos dosages que, de 1 kilogramme viennent, en vingt-quatre heures, $0,55$, à savoir une quantité capable de mettre à mort plus de 3 000 grammes ;

les autres poisons pour être mortels exigent des volumes supérieurs.

Ces sels de potasse représentent donc 75 à 80 $\%$ de la toxicité totale, tandis que, chez l'homme, ils ne dépassent guère 45 $\%$. L'excès de ces corps, dans les urines du lapin, nous explique pourquoi leur injection détermine constamment de violentes convulsions, et amène l'arrêt du cœur.

Pour bien montrer cette influence de la potasse, nous avons, en utilisant la technique suivante, injecté ces urines débarrassées de cette substance.

Une certaine quantité est évaporée dans le vide, à une température inférieure à 60° ; quand on a réduit au cinquième du volume primitif, on porte rapidement à l'ébullition, puis on ajoute de l'acide tartrique en excès ; on mélange et on laisse déposer durant vingt-quatre heures. On obtient ainsi une belle cristallisation de bitartrate potassique que l'on recueille sur un filtre ; on lave soigneusement, on réunit les liquides, on neutralise par du carbonate de chaux, on filtre. Le liquide qui passe est neutre, assez fortement coloré, ne contenant plus que des traces de potasse. Or, ce liquide, comme l'a prouvé l'expérience, n'est presque plus toxique.

Dans un premier cas, un lapin a reçu, par kilogramme, une quantité équivalente à 85 centimètres cubes d'urine et n'a présenté que peu de dyspnée, peu de myosis; dans un second, 100 centimètres cubes amenèrent quelques accidents, mais l'animal se rétablit.

Cette nocuité est plus faible que celle que nous avions fixée par le calcul; cela tient sans doute à ce que l'acide tartrique a enlevé d'autres substances minérales, plus ou moins vénéneuses, particulièrement la magnésie, qui est deux à trois fois plus abondante dans l'urine de cet herbivore que dans la nôtre.

Tels sont les faits qui établissent cette toxicité si considérable de certaines humeurs; leur connaissance appartient à la pathologie et à la physiologie comparées. Si on étend ces investigations, on est conduit aux mêmes constatations, à des explications identiques.

2. Urines du cobaye. — Un cobaye émet, en moyenne, par kilogramme, 163 centimètres cubes d'urine; la densité marque, en général, 1,013; l'urée environ 2^{gr},16. Injecté dans les veines, ce liquide cause la mort, quand on a introduit, pour 1000 grammes, 28 à 29 centimètres cubes. Autrement dit, 1 kilogramme de cet animal sécrète, en 24 heures, de quoi tuer

$5^{kg},663$; sur ce chiffre, les 71 à 80 °/₀ de l'activité sont attribuables, là encore, aux sels de potasse.

3. Urines du chien. — L'urine du chien est beaucoup moins active attendu qu'un kilogramme fabrique, en 24 heures, 72 centimètres cubes; la densité marque 1,030 ou 1,031; l'urée atteint $4^{gr},36$. La toxicité est telle que le chien élimine, en un jour, ce qui est nécessaire pour faire succomber $3^{kg},317$; la potasse représente 71 °/₀ de l'énergie totale.

Nous avons pu, sans aucune difficulté, obtenir une série de variations; pour réaliser ces influences nocives, il a suffi de mettre en action le jeûne, l'inanition, plus encore le genre d'alimentation modifiée pendant quelques jours.

Ce sont là de simples indications, car, en développant ces expériences, nous aborderions facilement le problème réservé des sources des poisons de l'économie.

Ce que nous avons exposé prouve amplement que l'homme n'est pas le seul être vivant, dont les reins laissent passer des substances nocives; nous pouvons donc, dans une certaine mesure, généraliser les notions relatives aux poisons de l'urine.

CHAPITRE VII

ÉLÉMENTS TOXIQUES DE L'URINE.
URÉMIE

Les éléments toxiques de l'urine. — Théorie de l'urémie : Théorie de Traube, de Wilson, de Frerich, de Bence Jones, de Thudicum, de Schottin, de Voit, de Chalvet, de Feltz et Ritter, du professeur Bouchard. — Théories de l'œdème cérébral, de l'urée, du carbonate d'ammoniaque, de l'acide oxalique, des matières colorantes, des principes odorants, de l'acide urique, de l'acide hippurique, des sels minéraux, de la potasse. — Doctrine des poisons multiples : multiplicité des effets; multiplicité des qualités chimiques; extrait soluble dans l'alcool; extrait insoluble. — Les sept substances de l'urine. — Sécrétions internes. — Ferments. — Isotonie.

Reconnaître que l'urine est toxique ne fait que reculer le problème ; on est, dès lors, obligé de se poser diverses questions. — Pourquoi cette sécrétion est-elle douée de cette toxicité ? Quels sont les éléments générateurs de ces accidents ? Ces phénomènes relèvent-ils d'une seule ou de plusieurs matières ?

1. Critique des théories de l'urémie —
Les théories, les hypothèses n'ont pas manqué,
mais la plupart du temps, les auteurs n'ont
incriminé qu'une seule substance, n'ont invoqué
qu'un seul mécanisme. L'esprit est ainsi fait
qu'il veut, le plus souvent, tout expliquer de la
même façon, par un unique mobile, à un ensemble de phénomènes plus ou moins nombreux,
plus ou moins disparates, il ne reconnaît qu'une
cause, qu'une genèse.

Malheureusement, la biologie, qui n'a pas à
tenir compte de nos tendances, ne se soumet pas
à ces injonctions ; elle nous offre, au contraire,
une foule de problèmes dont la solution n'est pas
simple : dans les actes de la vie, il y a, en effet,
associations fréquentes de facteurs multiples.

1. Théories de Traube, de Stadthagen. — Owen
Rees, puis Traube, en accusant nettement l'œ-
dème cérébral, apportèrent une formule en
quelque sorte mécanique là où il semblait n'y
avoir place que pour des pathogénies d'ordre
chimique. Avec Wilson, l'urée est en cause ;
puis, on suspecte le carbonate d'ammoniaque, les
acides urique, oxalique, les principes odorants,
colorants, les substances extractives, les éléments inorganiques, minéraux, et, parmi eux,
la potasse, enfin les alcaloïdes.

Ajoutons que, plus récemment, sont nées des conceptions plus vastes, mettant en cause non plus tel ou tel poison, mais bien une série de poisons. L'expérience, d'ailleurs, prouvera ce que vaut chacune de ces accusations, ou plutôt de ces théories, en général, par trop unicistes, par trop exclusives.

Stadthagen (*Zeitschr. für Klin. Med.*, Bd XV) ne croit pas nécessaire, pour expliquer les effets toxiques de l'urine normale, d'admettre la présence d'un agent encore inconnu (ptomaïne, etc.). Pour lui, cette intoxication dépend surtout des substances fondamentales, bien définies, de la sécrétion rénale, en particulier, des sels de potasse. Ce pouvoir nocif dépasse, il est vrai, de $^1/_{13}$ celui des produits qui résistent à l'incinération ; mais, ce résultat se comprend, grâce à l'urée qui se trouve retenue dans le sang par suite de la parésie cardiaque qu'entraînent ces sels potassiques, parésie qui, inoffensive en elle-même, devient nuisible en gênant l'excrétion cellulaire : cette gêne étouffe les cellules « comme la cendre étouffe le feu ». C'est à toute cette série d'actions secondaires que Stadthagen attribue les différences symptomatiques qui séparent les variétés des empoisonnements urinaires. — Il y a là affirmations, suppositions, plutôt que démonstrations.

Sans doute, l'autopsie des urémiques révèle assez fréquemment l'existence de l'œdème sous-méningé. Toutefois, d'une part, cette lésion n'est pas constante, d'autre part, elle se trouve réalisée dans maintes circonstances, dans l'hydrocéphalie, au cours des inflammations microbiennes ou autres des enveloppes cérébrales, dans les phases ultimes de l'asystolie, etc., et cela, sans qu'aucun symptôme d'ordre néphrétique se traduise.

Ces considérations, qui sont l'expression même des faits, ruinent la théorie de Traube. Cet auteur avait pris soin, cependant, d'entrer dans les détails ; il soutenait que la narcose était due à l'anémie des régions hémisphériques antérieures et les convulsions à celle des ganglions centraux, anémie causée par la compression exercée sur les vaisseaux par la sérosité épanchée.

L'expérimentation n'a ici qu'une valeur médiocre, bien que Munk ait reproduit des crises éclamptiformes en poussant de l'eau dans les carotides, résultats, il est vrai, infirmés par les recherches de Rommelaere, de Feltz et Ritter. Du reste, quelle comparaison tenter entre ces adductions rapides, brusques, de liquide et ces anasarques lents, progressifs.

2. Théorie de Wilson. — En 1833, Wilson érigea en doctrine cette opinion de Rostock et Christison, qui, l'un et l'autre, avaient signalé l'accumulation de l'urée dans le sang [1] et, plus récemment, Gouget a mis en lumière l'action de ce corps sur le foie. Gregory, Wilks, Richardson, avec eux la plupart des auteurs anglais, avaient d'ailleurs adopté cette manière de voir : de fait, elle avait pour elle certaines probabilités. — On voit la substance incriminée, en même temps, diminuer dans l'urine, s'accumuler dans la circulation, se retrouver dans les épanchements qui remplissent les séreuses. Cette même accumulation est aisée à constater chez des animaux, dont on a supprimé les conduits éliminateurs, chez lesquels, par exemple, on a pratiqué la ligature des uretères.

Malheureusement, des arguments non moins forts peuvent être opposés à cette doctrine.

On peut déceler l'existence de l'urée en abondance chez des brightiques, alors que ces malades n'offrent aucun signe morbide ; en outre, sauf exception, les auteurs sont d'accord pour attester que les injections de ce principe sont inoffensives. Astochewsky [2] en a donné à un

---

[1] Sand. — *Med. Gaz.*, 1833.
[2] *Petersburg. Med. Woch.*, 1881.

chien jusqu'à 9 °/₀ de son poids, et cela sans amener la mort, au moins durant les premiers jours ; Fleischer a introduit 200 grammes de ce principe dans le tube digestif d'animaux de cette même espèce, 90 grammes dans leur circulation, 100 dans leur péritoine : l'unique résultat a été de la diurèse. Gallois, dans l'estomac, Treitz, dans les veines, Richardson, dans le tissu cellulaire, en ont impunément administré de grosses doses ; Hammond, qui a injecté ce corps à des animaux chez lesquels il avait pratiqué la néphrectomie, conclut au danger de ces injections ; à la vérité, reprises par Oppler, Petroff, etc., ces expériences ont conduit à des résultats contraires. Feltz et Ritter s'appliquent à trancher le différend ; ils ne provoquent d'accidents que dans le cas où cet urée renferme des impuretés, des éléments ammoniacaux. Gouget, à la vérité, a obtenu des lésions.

Gréhant et Quinquaud, en déposant cette substance sous la peau, ont déterminé des phénomènes graves ; mais, d'après l'analyse, ces résultats prouvent seulement que 3 grammes p. °/₀₀ de la matière en question déterminent un degré thermique inférieur et ralentissent le mouvement nutritif.

Le professeur Bouchard conclut de ses recherches que l'urée, aux doses où on la rencontre dans l'économie, est inoffensive. Pour tuer un homme, il faudrait employer une quantité de ce principe égale à celle que cet homme fabrique en deux semaines. Or, si ce même homme est atteint d'anurie, l'intoxication débute, en général, dès le deuxième ou le quatrième jour, à un moment où il a produit le huitième seulement de l'urée mortelle. — Basons, sur des faits précis, les propositions que nous venons d'énoncer :

Le 16 octobre 1884, à un lapin du poids de 1690 grammes, on injecte, en 10 minutes, dans une veine de l'oreille, 100 centimètres cubes d'une solution aqueuse qui contient exactement 4 grammes d'urée ; l'animal a ainsi reçu, par kilogramme, $2^{gr},366$, et comme cette urée a été introduite dans son sang, cela fait $30^{gr},758$ %/oo de sang, environ 200 fois la dose normale $(2,366 \times 13 = 30,758)$.

La température initiale était $39°,7$; à la fin de l'expérience, elle marquait $38°,8$: aucun phénomène morbide n'est apparu.

L'animal se porte bien à la date du 25 octobre.

L'expérience suivante est en accord complet avec celle que nous venons de rapporter ; elle la confirme pleinement et va même au delà :

Le 25 octobre 1884, on pousse, en 35 minutes, dans un vaisseau de l'oreille d'un lapin pesant 1790 grammes, 113 centimètres cubes d'une solution aqueuse d'urée, soit 11ᵍʳ,3 de ce corps, soit, par kilogramme, 6ᵍʳ,31, soit, en raison de la masse totale du sang (137 grammes), pour 1 000 de ce sang, 82ᵍʳ,63.

Au 35ᵉ centimètre cube apparaissent les premiers troubles ; la respiration est plus lente.

Au 58ᵉ centimètre cube, on note des convulsions légères, des trémulations se renouvelant de temps en temps ; les mouvements du thorax se ralentissent encore. A la fin de l'injection, l'animal est dans un état comateux ; il meurt dix minutes après.

A l'autopsie, on trouve le liquide sanguin d'un brun noirâtre. Rien dans les poumons ; presque pas d'urine dans la vessie.

La quantité d'urée, introduite dans la circulation, est environ cinq cents fois plus grande que celle qui s'y trouve contenue à l'état normal. On peut même se demander si les accidents sont dus à la toxicité de cette solution ou à son degré de concentration, concentration qui, par défaut d'isotonie, aurait pu modifier les conditions physiques de la vie des globules ou des cellules des tissus.

3. Théorie de Frerichs. — Frerichs soutient que ce corps si incriminé, l'urée, n'intervient que par le principe auquel donne naissance sa décomposition, à savoir le carbonate d'ammoniaque, qui apparaît par voie de fermentation.

Ce sel existe, en effet, dans la circulation ; on peut même y rencontrer son générateur et le ferment ou les ferments figurés capables d'opérer cette transformation ; ce sont des êtres vivants, découverts, isolés, au cours de ces dernières années [1], mais déjà soupçonnés, mis en cause à une époque où on ne les avait qu'entrevus.

L'auteur allemand, ayant mis en évidence ce sel ammoniacal en question dans les vomissements, dans l'air expiré, avait conclu qu'il circulait ; cette conclusion n'était nullement rigoureuse ; toutefois, Picard, Cl. Bernard ont démontré la réalité de l'affirmation de Frerichs. Malheureusement, ils ont vu que ce composé pouvait être décelé en pleine santé ; Rommelaere a indiqué sa formation *post mortem* ; enfin, il faut compter avec l'alcali alimentaire des gros mangeurs de viande.

Il y a plus. — Le tableau de l'ammoniémie se superpose difficilement à celui de l'urémie, et cela malgré les efforts de Heidenhain, de Demjoukow, de Spiekelberg. Si, chez le chien, on

____

[1] PASTEUR, VAN TIEGHEM, BOUCHARD, MIQUEL, etc.

observe de l'hyperthermie, des vomissements, des convulsions violentes, à la suite de l'injection intra-veineuse de 2 grammes de carbonate d'ammoniaque, en clinique, les accidents sont différents.

4. **Théories de Treitz, de Grandeau, etc.** — Cette objection s'adresse également à la conception de Treitz, de Grandeau, de Jaksch.

Ici, en effet, c'est encore ce carbonate d'ammoniaque qui cause les méfaits. Il existe dans le liquide sanguin ; il suit des chemins inusités ; telle la muqueuse gastro-intestinale qu'il irrite : on le retrouve alors dans le tube digestif ; ces dernières affirmations seules, dans cette façon de concevoir les choses, sont exactes. Néanmoins, ce genre de sortie est exceptionnel, tant est élective, pour l'urée, la voie rénale ; au travers de ce viscère, cette substance chimique passe cinq fois plus vite que par tout autre émonctoire, plus vite même que l'eau, différence qui fait défaut, si l'on a recours à la peau, au cœcum, à l'iléon.

Il est juste d'avouer que l'ammoniaque abaisse notablement la température ; à ce titre, et à d'autres peut-être, son rôle n'est pas absolument nul dans la genèse des accidents urémiques.

Toutefois, même en ce qui concerne l'hypo-

thermie, ce principe n'intervient pas isolément,
attendu que le charbon ne le retient pas, tandis
que ce même charbon fixe un élément qui agit
sur la chaleur animale dans le sens de l'abaissement. L'urine décolorée, en effet, ne conduit
plus la colonne thermométrique aux degrés infé-
rieurs, sauf dans certains cas, sauf, ainsi que je
l'ai reconnu, dans quelques affections à la fois
toxiques et infectieuses.

5. **Théorie de Bence Jones**. — L'idée de Bence
Jones est à peu près complétement hypothé-
tique : pour cet auteur, l'urée se transforme en
acide oxalique : rendons à l'inventeur cette jus-
tice que lui-même a assez vite abandonné sa
formule. — Ajoutons que Gottheiner a songé à
incriminer l'acide lactique.

L'évaporation, loin de diminuer, augmente
la puissance offensive de la sécrétion rénale : ce
fait suffit, à lui seul, pour écarter toute intervention des principes odorants.

6. **Théorie de Thudicum**. — On a souvent prétendu que Thudicum accordait aux matières colorantes une grande influence dans la genèse de
l'urémie. Ainsi formulée, cette opinion n'est pas
absolument exacte, car, d'abord, cet auteur s'en
prend à l'un des pigments intra-vésicaux, à
l'urochrome, et non à tous indistinctement ; en

second lieu, il estime que cet urochrome n'agit
point par lui-même, mais bien grâce à l'uro-
pittine, à l'acide omicholique, produits de sa
décomposition. Il y a, dans ces dernières affirmations, plus d'hypothèses que de réalités dé-
montrées, hypothèses d'autant plus dangereuses,
que telle expérience facile, élégante même,
semble, au premier abord, les justifier.

Le 4 décembre 1884, on injecte 65 centimètres cubes
d'un mélange de l'urine de deux hommes sains, urine
filtrée et neutralisée, dans les veines de l'oreille d'un
lapin pesant 1 650 grammes, soit 3g par kilogramme. —
On voit se produire un rétrécissement pupillaire très
accentué, quoique non ponctiforme. — L'animal, la
dose reçue, est très abattu. La température, qui était
de 39°,2, tombe à 38°,4, puis à 39°,8.

On injecte, en second lieu, 102 centimètres de cette
même urine, après l'avoir décolorée, à un lapin du
poids de 1 650 grammes, volume qui donne 61 grammes
par kilogramme. — L'iris ne se contracte pas ; le sujet,
la recherche terminée, paraît moins malade que celui
de l'expérience qui précède (1) ; sa température est
descendue de 39°,2 à 38°,6.

La conclusion s'imposerait, si le charbon ne
retenait que l'urochrome, l'uroxanthine, l'urobi-

---

(1) *Société de Biologie*, 1891.

line, etc. Malheureusement, il n'en est rien ; ce charbon fixe encore des alcaloïdes, une fraction des différents sels, etc.

Toutefois, dans ces derniers temps, Mairet et Bose, qui ont repris ces études, sont arrivés à accorder une large place à ces matières colorantes. Pour ces auteurs, il existe évidemment d'autres poisons, mais ils sont secondaires ; ils ont un rôle adjuvant ; c'est ainsi qu'en dehors des pigments, nous le répétons, les perturbations circulatoires reconnaîtraient pour cause les sels de soude ; les désordres respiratoires, l'eau ; les modifications dans la miction, l'urée, etc.

7. Théorie de l'acide urique. — On a incriminé *l'acide urique*, mais il est fabriqué en quantité trop minime, 0,50 à 0,60 par jour. Ce corps peut, d'ailleurs, augmenter, sans inconvénient, chez le cirrhotique, chez le leucémique ; le goutteux peut avoir, sans s'en inquiéter, des centaines de grammes d'urate de soude dans ses articulations ; un kilogramme d'homme fabrique, en vingt quatre heures, 0^{gr},008 de cette substance. Nous sommes loin de compte, dans ces conditions, pour expliquer, à l'aide de cet agent, l'intoxication causée par 20 à 40 centimètres cubes d'urine.

Le professeur Bouchard a, du reste, pu injecter dans le sang, sans graves accidents, $0^{gr},30$ d'acide urique pour 1 000 d'animal ; la quantité a été poussée jusqu'à $0^{gr},64$, en la dissolvant dans 160 centimètres cubes de lessive de soude. Le sujet, qui avait reçu ces $0^{gr},64$, a, il est vrai, succombé tardivement ; toutefois, une expérience de contrôle a permis de reconnaître que le décès était attribuable au volume, à l'excès de véhicule.

Voici, d'ailleurs, les détails de ces faits :

Le 8 mars 1886, on prend 1 gramme d'acide urique qu'on a dissous avec 1 centimètre de lessive de soude étendue d'eau distillée ; on obtient 250 centimètres cubes de liquide. On fait alors passer un courant de CO^2 jusqu'à ce qu'il se produise un trouble apparent, puis redissout à l'aide d'une trace de soude ; on filtre.

Un lapin d'un kilogramme et demi reçoit, dans les veines de l'oreille, ces 250 centimètres, soit 1 gramme d'acide urique, soit, par kilogramme, 0,6{1}. Il ne meurt pas, mais paraît toutefois assez malade.

Son urine est alcaline, louche ; elle contient du sang ; chauffée, elle s'éclaircit un peu ; l'albumine se précipite. On filtre à chaud et, par refroidissement, elle se trouble de nouveau d'une façon très notable en donnant un abondant dépôt d'urate basique. — On filtre pour la seconde fois et, en versant, dans le liquide limpide, un peu d'acide acétique, on obtient encore un précipité d'urates. — La réaction de la murexide est très nette.

Une heure trois quarts après l'expérience, surviennent des convulsions très intenses, se répétant jusqu'à la mort, qui a lieu au bout de deux heures vingt minutes.

A l'autopsie, on reconnaît de nombreux foyers d'apoplexie pulmonaire.

Il importe d'établir la part de chacun des éléments qui sont intervenus dans ces injections : celle de l'eau, celle de la soude.

Demandons, comme toujours, la clef du problème à l'expérimentation :

Le 10 mars, on met en solution 1 centimètre cube de la même lessive de soude qui avait servi pour l'expérimentation du 8 mars dans une quantité d'eau distillée suffisante pour mesurer 250 ; on fait également passer un courant de CO_2 jusqu'à neutralisation, puis on injecte le tout dans les veines d'un lapin de 1460 grammes. — Il reçoit 236 centimètres cubes de cette solution, soit 160 par kilogramme. — A sept heures trente minutes, l'urine est sanguinolente, limpide, acide ; après coagulation de l'albumine par la chaleur, filtration et refroidissement, il ne se produit pas de précipité ; il ne s'en produit pas non plus quand, dans ce même liquide filtré à froid, on ajoute de l'acide acétique. — Le sujet succombe dans la nuit.

La seule différence, entre cette expérience et la précédente, c'est que le premier lapin a reçu de l'acide urique, tandis que le second n'en a pas eu. Les résultats ayant été identiques dans les deux cas, il est clair que la mort doit être attribuée à cette quantité excessive de 160 centimètres cubes de liquide injectée par 1 000 grammes d'animal, et l'on sait que l'eau distillée produit la cessation de la vie à partir de 122. Donc, à 0,64 pour ces 1 000 grammes, l'acide urique n'est pas toxique. J'ajoute qu'on n'introduira jamais, dans les vaisseaux, un volume de ce corps supérieur à celui de la première de ces recherches, puisque la dose employée saturait une quantité d'eau qui, à elle seule, est mortelle.

8. **Théorie de l'acide hippurique.** — Bien que ce corps n'offre guère qu'un intérêt de physiologie comparée, rappelons que Challan, Feltz et Ritter ont enseigné qu'il conviendrait d'accumuler la proportion correspondant à douze journées, pour amener des perturbations. Entre les mains de M. Bouchard, l'expérience paraît avoir innocenté cette substance d'une façon plus complète encore ; ce savant a poussé, dans les veines d'un lapin de 1 kilogramme, 4^{gr},39. L'arithmétique, contre laquelle nul ne peut rien démon-

trer, apprend, par le plus simple des calculs, que ces 4 grammes représentent à peu près la quantité que l'animal aurait mis trois mois et plus à produire.

9. **Théories de Schottin, de Voït, de Chalvet, etc.** — Il existe, dans la sécrétion rénale, des principes azotés d'un degré d'oxydation inférieur, principes plus ou moins bien connus, qui sont généralement englobés sous la dénomination de *matières extractives*. Or, on désigne sous le nom de théories de Schottin, puis de Voït, de Chalvet, de Perls, de Appler, de Hoppe-Seyler, l'opinion qui attribue à ces éléments les phénomènes de l'urémie.

La conception du premier de ces auteurs était pourtant plus large. Schottin, en effet, estimait que les alcalins jouent un assez grand rôle dans les diverses phases des combustions, qui se passent à l'intérieur de l'économie. D'après lui, l'alcalinité des humeurs est diminuée chez les brightiques ; les combinaisons avec l'oxygène sont, de ce chef, rendues plus difficiles. La base de sa doctrine réside donc, on le voit, dans une perturbation de la nutrition (¹) ; cette perturbation porte sur tous les organites, sur ceux de

---

(¹) Schottin. — *Arch. f. Physiol.*, Heilk. 1853.

l'axe cérébro-spinal comme sur ceux des autres appareils; il peut en résulter un arrêt, un abaissement dans les échanges, dans les courants osmotiques, partant, une accumulation des cendres des combustions nutritives, cendres d'autant plus abondantes que le foyer a été plus mal entretenu, peu activé.

La présence en excès de ces corps, dits extractifs, n'est donc qu'une conséquence. Il y a, en outre, à l'origine, un vice général cellulaire; puis des altérations plus variées, plus profondes, plus intimes.

Au demeurant, l'expérimentation enseigne que ces éléments ne sont pas très dangereux; leur nocuité vis-à-vis des actions vitales est de second, voire de troisième ordre.

La *créatinine* n'existe pas dans le sang; elle prend naissance aux dépens de la *créatine*, au sein même du tissu rénal. Nul ne sait si ce corps, en cas d'obstruction des calices, des bassinets, de l'uretère, de la vessie, de l'urètre, serait résorbé, changerait de direction pour se montrer dans la grande circulation; sa toxicité est, du reste, médiocre.

Feltz et Ritter, comptant, on le sait, par vingt-quatre heures, ont établi que, pour déterminer des accidents graves, il faudrait introduire dans l'économie la masse totale qui correspond à treize journées de sécrétion.

La *xanthine*, l'*hypoxanthine*, la *guanine*, ne déterminent aucune action notable.

L'eau saturée de *leucine* ne possède pas de qualités nuisibles.

La quantité de *tyrosine* fabriquée pendant une demi-semaine par des malades est également dépourvue de toxicité.

Il en est de même de la *taurine*, si on la fait pénétrer dans la proportion de 0,50 %.

10. Théorie de Feltz et Ritter. — L'importance des *matières minérales*, dans l'histoire de la toxicité urinaire, demande une énumération précise, une répartition exacte dans la teneur de la sécrétion rénale en pareilles substances.

Un homme de 75 kilogrammes émet, en vingt-quatre heures, 1350 centimètres cubes d'une urine dont la densité oscille entre 1,015 et 1,018. Sur les 59 grammes de substances solubles que renferment ces urines, les principes organiques comptent pour 43, les inorganiques pour 16 ; ces 16 se divisent ainsi : 2 pour les éléments terreux, chaux et magnésie, 4 pour les sels de potasse, 10 pour la soude, en comprenant dans ces chiffres les acides de ces bases.

Rapportés au litre, ces nombres donnent :

composés solides, 44 et, de ces 44, 32 sont des corps organiques, 12 des minéraux ; enfin, dans ces 12, les sels terreux correspondent à 0,30, les potassiques à 3, les sodiques à 7,50.

La dissolution de ces sels terreux est difficile et crée des obstacles pour les expérimentateurs ; d'ailleurs, l'infériorité de leur poids les rend à peu près négligeables.

Les alcalins, inversement, sont extrêmement solubles ; ils méritent de nous occuper par leur masse et par leurs propriétés.

Si l'on s'en rapportait aux apparences, si l'on se basait sur les volumes ou les quantités, on n'hésiterait pas à attribuer la première place aux combinaisons de la soude. Or, le plus toxique de ces composés, le chlorure de sodium, cause la mort d'un animal pesant 1 000 grammes à la dose de $5^{gr},17$. La sécrétion rénale d'un jour contient assez de poison pour détruire 30 kilogrammes ; la soude qu'elle renferme ne pourrait faire succomber que 2 de ces 30 kilogrammes, soit la quinzième partie.

Il en est autrement des principes potassiques ; ils existent parfois en forte proportion ; 1 centimètre cube peut en contenir jusqu'à 0,003. Or, le volume qui, en moyenne, tue 1 kilogramme d'être vivant, oscille entre 40 et 65 ; ce volume est capable de renfermer $0^{gr},13$, ou $0^{gr},14$ de ces sels. Ces 14 centigrammes expliqueraient presque à eux seuls toute la toxicité si, dans l'urine, il n'y avait que du chlorure, attendu que 18 centigrammes de ce chlorure sont mortels.

Toutefois, il importe de remarquer qu'à côté de lui le sulfate de KO est moins énergique; avec le phénysulfate on a produit des accidents, sans aller jusqu'à la terminaison fatale; le phosphate exige $0^{gr},26$.

Non seulement cette base est toxique, mais elle l'est à sa manière : elle engendre les convulsions les plus intenses, les plus accentuées. Dans l'humeur intra-vésicale ordinaires, ses effets sont masqués par ceux de divers éléments qui amènent la cessation de la vie dans la narcose, dans l'abattement, avant que ces grandes excitations se soient développées; il s'agit là d'associations de substances à antagonismes physiologiques. La soude ne possède pas ces qualités; en outre, elle n'inhibe pas le cœur à la façon du potassium. Un lapin qui succombe sous l'influence d'une injection d'urine présente un arrêt de la respiration; quand on ouvre le thorax, on note que le myocarde se contracte.

Cette observation suffit à prouver que la potasse n'est pas là le seul poison. D'autres arguments appuient cette proposition, attendu que cette base est impuissante à provoquer le myosis, l'hypothermie, la diurèse, la salivation.

D'Espine a publié deux observations d'éclampsie, l'une d'origine puerpérale, l'autre ayant suivi une scarlatine. Pour 1 000 de sérum, on a trouvé, en principes potassiques, 0,884 dans le premier cas, 0,777 dans le second. Or, la dose normale oscillerait, d'après Schmidt, entre 0,360, 0,400 ; Lécorché et Talamon ont obtenu, chez un malade, 0,746 et 0,308 °/₀₀ de sang total.

En effet, ce qui importe, c'est la teneur de ce sérum, car, ce qui est fixé sur les éléments figurés, ce qui fait partie intégrante, constitutive de ces corps cellulaires, ne saurait entrer en ligne de compte. Aussi, passons-nous sous silence les analyses, d'ailleurs contradictoires, de Jarisch, Weber, Segers, Horbaczewski.

Nous le répétons, il y a lieu, avec Feltz et Ritter, d'accorder à cet alcali une part des plus considérables dans la genèse des accidents urémiques. Il y a pourtant autre chose de nuisible ; le fait ne laisse aucun doute et c'est là un des points qui se dégagent des travaux du professeur Bouchard. Toutefois, entre les mains de ce chercheur lui-même, l'extrait d'urine, débarrassé par la carbonisation de tout ce qui est organique, mais conservant la fraction inorganique, agit et agit avec l'intensité la plus marquée.

Ainsi, jusqu'à présent, ce qui signale les doctrines que nous avons dû soumettre successivement à l'épreuve de la critique, c'est leur caractère d'exclusivisme. Les accidents de l'urémie sont dus à une substance, à une seule : voilà la formule.

Quelques-unes, parmi ces doctrines, paraissent radicalement fausses : telle celle des principes odorants. Quelques autres recèlent une part plus ou moins grande de vérité : telles celles des matières colorantes, des matières extractives et surtout des matières minérales.

2. Théorie de Bouchard. Doctrine des poisons multiples. — La note dominante de la théorie du professeur Bouchard est précisément le contraire de ces aperçus exclusifs. Pour cet auteur, en effet, il n'y a pas un poison, il y a des poisons de l'urine ; les uns sont solubles dans l'alcool, les autres insolubles ; les uns sont organiques ; les autres résistent à l'incinération. La physiologie, plus encore que la chimie, nous aide à les déceler ; on arrive à leur reconnaître jusqu'à sept propriétés ou actions différentes ; on arrive à observer, chez l'animal qui reçoit ces substances, jusqu'à sept phénomènes distincts.

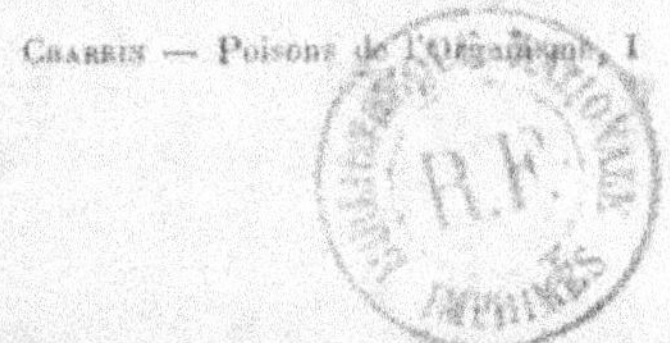

Pour établir cette notion de la multiplicité de ces poisons de l'organisme, ayons recours aux faits.

On sait que le liquide vésical décoloré perd un tiers environ de sa toxicité. Or, que retient le charbon ? A peu près un seizième de la potasse, en revanche presque tous les alcaloïdes. Que conclure, sinon que ces alcaloïdes sont loin d'être, à eux seuls, la cause des accidents ? D'ailleurs, nous verrons le résidu insoluble dans l'alcool, qui ne doit contenir que fort peu de leucomaïnes, être sensiblement plus offensif que l'extrait soluble, beaucoup plus riche en ce genre de principes. Il est encore légitime d'affirmer que la sécrétion rénale renferme, à côté de la potasse, d'autres produits, puisque son pouvoir sur l'animal s'abaisse beaucoup, alors qu'on lui prend des proportions infimes de cette base.

Notons ici que, sur le charbon, reste, en partie, l'élément qui amène la contraction de la pupille et, au moyen de la méthode dichotomique, poursuivons cette analyse des propriétés urinaires.

On évapore une dose fixée du contenu de la vessie, contenu dont la puissance physiologique a été déterminée ; le résidu est lavé plusieurs fois à l'alcool absolu, puis l'ensemble de ces

liqueurs est amené à siccité. On obtient ainsi
deux extraits, l'un possédant les corps que
l'éthyle dissout, l'autre, les insolubles. On les
reprend par l'eau ; on expérimente leur toxicité ;
on reconnaît que tous les deux sont toxiques,
mais d'une façon différente.

Laissons la parole aux expériences détaillées :

Le 11 novembre 1884 (¹), on prend 300 centimètres cubes d'une urine normale, dont le volume des 24 heures
mesure à peine 1 litre et demi ; on évapore à siccité
sur le bain-marie au chlorure de calcium ; on emporte
avec l'alcool absolu tout ce que cet excipient peut
entraîner ; puis, on reprend par l'eau le résidu des
lavages éthyliques, eau qui, par suite, contient ce qui est
insoluble dans l'alcool. On fait alors une solution
aqueuse de 48 centimètres cubes et on introduit cette
solution, par injection intra-veineuse, chez un lapin
pesant 1 610 grammes.

A partir du 12me centimètre cube, l'animal est pris
de convulsions toniques avec myosis et redressement
de la tête, contractions violentes qui disparaissent rapidement, dès qu'on interrompt cette injection.

Au 43me centimètre cube, le sujet éprouve derechef
une convulsion tonique avec opisthotonos, tremblement

----

(1) Cette expérience, comme plusieurs autres, est
empruntée aux leçons de Bouchard sur les auto-intoxications.

vibratoire. Il succombe et, surtout aussitôt après la cessation de la respiration, la pupille se contracte.

La température, avant l'injection, marquait 39°,2 ; à l'instant de la mort, 38°,6. Les accidents ont commencé à se produire à partir de 31 grammes d'urine pour mille; la vie a pris fin quand on a eu introduit l'extrait insoluble correspondant à 108 grammes.

Les recherches ont été poursuivies en s'adressant aux parties que l'alcool dissout.

Le 11 novembre 1884, des 200 grammes d'urine, traités comme il a été dit, on prélève l'extrait alcoolique qu'on dilue de manière à avoir 39 centimètres cubes, puis, on pousse 33 de ces centimètres cubes dans les vaisseaux d'un lapin dont le poids atteint 1870 grammes.

On voit l'iris se rétrécir dès le 12me, et devenir assez étroit ; à partir de ce moment, son diamètre oscille, mais jusqu'à la terminaison, il reste moins large qu'à l'état normal. A ce point de vue, cette expérience est exceptionnelle, car, ordinairement, cette pupille se contracte sous l'influence de l'extrait aqueux.

L'animal n'a pas de spasmes; toutefois, il tombe graduellement dans une profonde somnolence, reste immobile, couché sur le flanc. Pendant cette narcose, le myosis cesse graduellement; le lapin salive ; il urine abondamment ; la température initiale qui était de 39°,4 descend graduellement, en quelques minutes, à 38°,8. Les derniers accidents correspondent à l'admi-

nistration de l'extrait de 90 centimètres cubes par
kilogramme.

12 novembre. — L'animal est mort dans la nuit;
l'autopsie n'a rien révélé de spécial.

L'éloquence des faits, en matière scientifique,
est la meilleure; or, ici, les résultats sont si clairs,
les déductions si simples, que les commentaires
deviennent inutiles. Bornons-nous donc à résumer, à répéter, en quelque sorte, dans des formules concises, ce que nous avons exposé avec
détails.

Si la solution de l'extrait sec des *parties insolubles dans l'alcool* cause le *myosis*, les *convulsions*, l'*abaissement dans la calorification*, la
deuxième de ces solutions, celle du second de
ces extraits, celui que l'*alcool dissout* provoque
la *somnolence*, le *coma*, la *salivation*, etc.

Tels sont, en peu de mots, les principaux
enseignements qui se dégagent des faits.

Le dernier phénomène, celui qui a trait à la
salive, ne s'observe pas, lorsqu'on injecte l'urine
en nature. Semblable constatation pourrait, tout
d'abord, paraître surprenante; l'explication est
pourtant aisée à fournir.

Pour obtenir un effet sialogène, comme pour
solliciter une action physiologique quelconque,
il faut mettre en jeu une quantité déterminée de

la substance génératrice de cet effet ou de cette action. Il est, dès lors, probable que le volume du liquide urinaire, capable d'amener la mort, ne contient de cette substance qu'une dose insuffisante ; l'animal succombe avant d'avoir reçu la proportion nécessaire.

On peut encore imaginer, et à l'appui de cette hypothèse il serait facile d'invoquer des faits de thérapeutique, de toxicologie, que, dans la complexité des principes multiples, dont l'ensemble constitue la sécrétion rénale, il se rencontre des éléments antagonistes ; c'est là ce qui se passe, à propos de cette sécrétion elle-même. Comparez la fraction émise pendant la veille à celle qui est fabriquée durant le sommeil ; voyez ce qui a lieu, si vous considérez, non plus la salivation, mais les convulsions ou la narcose.

Ainsi, la puissance de l'observation nous conduit à admettre la pluralité des poisons urinaires.

Certains auteurs ont voulu rapprocher cette auto-intoxication de celle qu'engendre tel ou tel alcaloïde ; cette tendance ne semble pas justifiée, attendu que les résultats de l'expérience viennent l'infirmer. — Précisons.

On a mis en parallèle les accidents attribuables

au contenu vésical, avec ceux qui se déroulent lors
de l'administration de la muscarine. Or, si cette
muscarine, ainsi que Grossmann l'a établi, engendre la congestion pulmonaire, congestion,
que l'on voit survenir chez des urémiques comme
chez des malades porteurs de hernies étranglées, d'intestins obstrués (¹), elle contracte aussi
l'iris ; elle active, en outre, le fonctionnement des
sous-maxillaires, des parotides. Ces deux phénomènes ruinent, à eux seuls, la théorie, car la
dissociation des éléments de l'urine nous a appris que la salivation était due à une matière que
l'alcool dissout, tandis que le myosis relève
d'une partie insoluble : là, encore, l'unicisme
est en défaut.

Ce que l'on peut dire, c'est que le coma, la
diurèse, l'écoulement de la salive, ne sont pas
attribuables à la fraction minérale, dont une dose
insignifiante, limitée à quelques parcelles potas-

(¹) Nous jugeons utile de rappeler que, dans le
contenu de pareils tubes digestifs, on a retrouvé un
corps analogue, sinon identique, à la muscarine, produit vraisemblable des ferments de putréfaction de ce
canal, puisque Brieger a prouvé que ces ferments pro-
duisaient cet alcaloïde. Son absorption serait la cause
des altérations des organes respiratoires, altérations
relevant, en outre, des actions vaso-motrices qui sont
dévolues aux toxines (Gley et Charrin).

siques, passe dans les lavages éthyliques. Ce
que l'on est en droit de soutenir, c'est que
les convulsions, le rétrécissement pupillaire,
l'abaissement de la calorification, ne dépendent
pas du groupe des principes organiques, attendu
que ces principes sont, en immense majorité,
entraînés par l'alcool.

Peut-être même est-il permis de tenter quelques pas de plus ; peut-être sommes-nous auto-
risés à poser quelques questions de détail, questions qui, à dire vrai, ne peuvent recevoir que
des réponses fort incomplètes ?

La réhabilitation de l'urée est aujourd'hui
chose à peu près consommée : c'est, si l'on veut,
en dépit de quelques essais tout récents, un
fait accompli. Sa toxicité est minime ; pour
tuer, il faut recourir à des quantités dépassant
nettement celles qui se rencontrent dans l'économie. Singulier retour ! Le plus suspecté, le plus
incriminé des composants urinaires va devenir
non plus seulement le plus innocent, mais le
plus utile.

L'urée, l'expérience directe le prouve, est diu-
rétique, à ce point que l'on songe à l'administrer, à titre de médicament, aux brightiques
anuriques.

Il est impossible, à l'heure présente, de désigner la substance sialogène. L'unique renseignement positif acquis à cet égard, c'est que cette substance doit venir de nos tissus, en particulier du sang, des muscles, plus encore du foie. Lorsque nous nous efforcerons de remonter aux origines de ces divers agents de toxicité, lorsque, franchissant les calices, le rein, nous pénétrerons dans les viscères, nous réussirons à extraire de leur parenchyme des corps qui, dissous et injectés, provoqueront ces mêmes phénomènes de salivation.

On attribue généralement les convulsions aux matières minérales ; de fait, si la soude est peu active, il n'en est point ainsi de la potasse, toutes choses déjà établies.

La première de ces bases, à l'état de bicarbonate et à grosse dose, est hémorragipare ; elle fluidifie le sang, notion due à Magendie et à Bouchard. Si l'on veut aller jusqu'aux secousses tétaniques, il convient d'introduire 1^{gr},20 par kilogramme, proportion qui doit s'élever à 2^{gr},50, quand on cherche à amener la mort ; ce sont là des doses supérieures de plus de moitié à celles que l'urine renferme (1). — Ajoutons que Maï-

---

(1) L'urine contient, au maximum, 8 grammes de sels de soude par litre, c'est-à-dire 44 centigrammes par 60 centimètres cubes.

ret et Bose voient, dans les composés sodiques, les agents capables d'actionner l'appareil circulatoire ; ce point de vue a été développé en temps et lieu.

Dans la vessie, on décèle, à l'état normal, des traces parfois douteuses d'ammoniaque ; au cours de diverses affections, cet alcali s'accroît notablement au point de jouer un rôle, tandis que, dans la période physiologique, son influence, faute de quantité, est sensiblement nulle ; son pouvoir, cependant, est plus grand que celui de la soude, tout en demeurant inférieur à la puissance de la potasse. Pour 1 000 grammes, si l'on veut provoquer des spasmes et tuer, il est nécessaire d'employer 15 centigrammes de cette ammoniaque, comptée à titre de substance anhydre et neutralisée dans l'eau par l'acide carbonique.

En somme, dans le groupe minéral la potasse domine ; c'est elle qui donne la note principale dans le concert toxique ; après carbonisation, on peut, en forçant les proportions, provoquer de redoutables accidents. Cependant, il est juste de reconnaître que la simple décoloration de l'urine, entre autres conséquences, atténue notablement la puissance convulsivante. La multiplicité des agents générateurs de pareils phénomènes, suivant notre remarque, est donc probable.

Il serait difficile, sur ce terrain, de s'avancer plus avant, sans quitter par trop le domaine des données acquises. Quelles que soient les imperfections de nos notions ou les lacunes de nos connaissances, il vaut mieux confesser son ignorance que de tomber dans l'abus facile de l'hypothèse qui ne repose que sur le néant.

A ces divers éléments chimiques s'ajoutent peut-être d'autres corps résorbés dans les tubes collecteurs où, comme l'a vu Huber, dans les calices. Peut-être aussi convient-il d'invoquer les sécrétions internes, les élaborations défectueuses des ferments hydratants, réducteurs et oxydants que Gérard et Abelous ont décelés dans le rein. Enfin des lysines, des néphrotoxines peuvent naître sous l'influence des sucs ou des parcelles de ce viscère malade, éléments qui disloqués passent dans le sang : Lindeman, Néfedeieff, Castaigne et Rathery ont fait une étude générale de ces lysines ou cyto-toxines.

A un tout autre point de vue, on a soutenu que les accidents étaient dus à un défaut d'isotonie, aux variations de concentration aqueuse des humeurs, etc., et, dans cette hypothèse, la toxicité fait place à des désordres d'ordre physique. Or, on a corrigé ces manques d'isotonie; Claude et Balthazard ont fait de ces corrections un examen spécial ; pourtant l'isotonie sauvegardée, les troubles sans doute atténués n'ont pas disparu. On peut, d'ailleurs, remarquer que le passage sur le charbon ne change pas ces conditions physiques, et pourtant le myosis disparaît : il existe donc un processus toxique. Du reste, Charrin a développé des lésions en injectant certaines urines uniquement sous la peau, autrement en usant d'une voie qui permet d'échapper à ces objections.

CHAPITRE VIII

—

VARIATIONS DE LA TOXICITÉ URINAIRE

Causes de ces variations : causes physiologiques ; Influence du sommeil, de l'exercice, de la marche, des activités physique, cérébrale ; différences dans les résultats de ces activités. — Rôle du travail musculaire, de la fatigue, du surmenage ; oscillations dans les doses des acides, de la créatinine, etc. — Travaux de Mosso. — Importance des aliments, des poisons venus du dehors. — Causes pathologiques : maladies des voies génito-urinaires ; maladies du rein ; altérations directes de l'urine ; fermentations. — Une part à la fois passive et active doit être attribuée au tissu rénal lui-même. — Intervention des sécrétions microbiennes : choléra, affection pyocyanique ; travaux du professeur Bouchard. — Effets de la tuberculine ; réaction d'Erhlich. — Recherches de Griffiths : corps isolés par cet auteur ; les toxiques urinaires dans la diphtérie, la fièvre typhoïde, la pneumonie, la malaria — Influences des crises, des bains, des médications. — Rôles des fermentations digestives ; expériences de Slosse. — Analyses de Haagen ; réaction de Rosenbach. — Les poisons biliaires. — Physiologie hépatique. — Observations cliniques. — Conditions du passage des substances au travers du rein : composition des humeurs ; structure de la membrane filtrante ; les pressions; les vitesses. — Intervention de l'appareil circulatoire. — Études expérimentales. — Pouvoir du système nerveux: nerfs vaso-moteurs, nerfs trophiques; les centres. — Recherches de Beneke, de Marro, de divers auteurs, etc. — Toxiques divers. — Varia. — Importance de quelques affections: folies, lésions de la peau, diathèses, infections, etc. — Cryoscopie. — Isotonie.

1. Toxiques divers. Variations de la toxicité urinaire. — La toxicité urinaire est soumise à des oscillations nombreuses, même à l'état normal. Déjà, nous avons insisté sur ce point; déjà, nous avons signalé le rôle de la vitesse, facteur bien mis en évidence par Albu, l'influence de la pression, de la température, de la porte d'entrée, de la sensibilité réactionnelle de l'animal injecté, de l'espèce qui a fourni la sécrétion, et, pour une espèce donnée, nous avons indiqué les effets de l'âge, des occupations, des modifications physiologiques, pathologiques, etc. L'air, la lumière, la durée de la conservation, etc., changent, de leur côté, les qualités du contenu de la vessie. — Il est temps d'entrer dans des détails, car si notre science a des limites des plus restreintes, quand il s'agit de désigner tel ou tel toxique urinaire, elle se meut un peu plus librement, lorsqu'il est question de dénombrer les conditions qui font varier ces toxiques. Assurément, nous ne savons pas sur ce sujet, pas plus que sur beaucoup d'autres, tout ce que l'esprit de l'homme doit savoir, mais il semble que sur ce terrain nous ayons marché assez rapidement, à ce point que des auteurs déclarent que ces oscillations sont si multiples, qu'il est inutile de demander aux injections d'urine le moindre renseignement.

Cette opinion paraît quelque peu exagérée. La plupart des phénomènes physiologiques subissent des hauts et des bas; ils n'en sont pas moins réels. Nierez-vous la moyenne thermique, parce que le matin le thermomètre marque 36°,9 tandis que le soir il atteint 37°,5 ou encore parce que la digestion, l'exercice, l'inanition, le repos, provoquent des ascensions ou des descentes que la pathologie rend plus nombreuses et plus accentuées ? Nierez-vous la moyenne des mouvements respiratoires, des battements cardiaques, sous prétexte que ces mouvements, que ces battements oscillent avec le sexe, l'âge, la marche, le sommeil, les émotions, l'altitude, la fièvre ? — La force musculaire, l'acuité visuelle, la perception auditive, la sensibilité de l'odorat ou du tact changent avec le temps, s'émoussent aux approches de la vieillesse, comportent, à l'état normal, des nuances parfois notables d'une

personne à l'autre ; néanmoins, il existe des mesures qui indiquent la valeur de l'ensemble de
ces activités sensorielles. Du reste, on peut rappeler que l'on doit à la méthode que l'on accuse
des données aujourd'hui hors de toute contestation.

N'est-ce point sa mise en œuvre qui nous a
révélé l'élimination par le rein des toxines bactériennes, la possibilité de vacciner ou de reproduire les accidents d'une maladie, en injectant
les urines des sujets atteints de cette maladie ?
Et, dans les cas où l'albuminurie manque, n'est-
elle pas capable de nous mettre sur la piste d'un
brightisme latent ?

Ce qu'il faut suspecter, c'est moins cette méthode que notre ignorance, que l'impossibilité
où nous sommes de fixer exactement le déterminisme de ces sortes d'expériences, de prévoir
les circonstances propres à influencer cette toxicité urinaire. Si nous possédions mieux le jeu
de ces circonstances, nous saurions calculer à
l'avance ce qui va se passer ; dès lors, notre étonnement tomberait de lui-même ; dès lors, nous
ne serions pas portés à rejeter sur une doctrine,
sur une technique, les fautes, dont seuls nous
sommes responsables.

Allons-nous mettre en doute la bactériologie,

par cette raison que nombre de germes nous
échappent et que, parmi ceux qui sont isolés, la
plupart sont tantôt complétement inactifs, tantôt
doués d'une virulence médiocre, tantôt d'une
puissance foudroyante? Du reste, ne commen-
çons-nous pas à entrevoir, soit dans le domaine
physiologique soit dans le domaine pathologique, quelques-uns des motifs, causes des variations dans ces *injections* urinaires?

**2. Causes physiologiques des variations
de la toxicité urinaire.** — Les urines du
sommeil, quoique plus denses, plus riches en
matériaux solides, sont habituellement moins
actives que celles de la veille; c'est au moment
où l'homme s'endort que se rencontre le mini-
mum de l'élimination des poisons.

La sécrétion du repos nocturne diffère également au point de vue qualitatif de celle qui a
lieu durant la période d'activité cérébrale; la
première est assez ordinairement convulsivante,
tandis que la seconde ne possède que rarement
cette propriété. Cette constatation que Bergh n'a
pu faire se trouve être en accord avec l'ancienne
théorie qui attribuait le sommeil à la fabrication
d'une substance narcotique par les éléments nerveux.

Il convient encore de noter que ces deux sécrétions renferment, chacune de leur côté, des principes réciproquement antagonistes, puisque leur mélange, sauf exception, n'actionne les muscles que d'une façon nulle ou peu marquée.

Les propositions que nous avançons sont justifiées par des expériences que nous empruntons au professeur Bouchard :

Le 15 septembre 1885, on a recueilli les urines de 24 heures d'un adulte bien portant, pesant $81^{kg},700$; ces urines ont été réparties en trois portions correspondant à des fractions de temps, ayant toutes une durée de 8 heures. — Une première de ces portions, celle de la veille matinale, a commencé au réveil, 7^h15 du matin, pour prendre fin à 3 heures $1/2$ de l'après-midi; la seconde, celle de la veille vespérale, s'est étendue de 3^h15 à 11^h15; la troisième s'est achevée le lendemain matin à 7 heures $1/4$; elle représente celle du sommeil.

La première de ces sécrétions a mesuré 865 centimètres cubes; sa densité a été de 1,027; elle a tué, à la dose de 20 centimètres cubes par kilogramme, un lapin de $1^{kg},750$.

Le liquide du soir n'a comporté que 320 centimètres cubes [1]; la quantité mortelle, pour 1 000, a atteint 25 centimètres cubes; l'animal pesait 3 livres.

Pendant le sommeil, on n'a récolté que 220 centi-

---

[1] Densité = 1,028.

mètres cubes (1) ; il a fallu 29 centimètres cubes pour
faire succomber le sujet en expérience, sujet du poids
de 1ᵏᵍ,600.

Muni de ces chiffres, si l'on exécute les calculs
que, pour plus de simplicité, nous supprimons,
on arrive à reconnaître que, durant la phase
diurne, la toxicité correspond à 31 urotoxies,
au lieu des 8 qui se rapportent à la nuit. On
établit aussi qu'un kilogramme d'homme actif
élimine, par heure, un volume de poison suffi-
sant pour tuer 24 grammes de substance vivante ; chez l'individu qui dort ce nombre ordinairement diminue.

L'exercice, la *marche*, le *travail physique*, le
massage, d'après Baccarani, Zamini, Ekgren,
la *palpation des reins*, suivant Menge, ont leur
part d'influence dans ces oscillations des toxiques
dont nous poursuivons l'étude.

Une journée de grande activité musculaire,
en plein air, à la campagne, diminue d'un tiers
ce pouvoir ; cette atténuation persiste encore
pendant la période de calme qui suit immédiatement.

Retenons, dès maintenant, cette remarque,
c'est que ces exercices ne changent pas la teneur

---

(1) Densité = 1,031.

en matières minérales ; or, comme ils modifient
le taux de nocuité, c'est donc qu'il existe d'autres
agents que ces matières, probablement des corps
organiques, dont l'oxydation est poussée plus
avant du fait d'un fonctionnement plus complet,
au milieu d'une oxygénation plus riche.

Cette hypothèse ou si l'on veut cette explication est, en quelque sorte, justifiée par les
effets de la vie dans une atmosphère sous pression. Quelques heures passées dans de semblables
conditions suffisent à rendre les injections du
liquide vésical moins dangereuses.

Si l'on met en parallèle les urines d'un individu s'adonnant à cette *activité physique* avec
celles d'un homme qui fait surtout travailler ses
hémisphères, qui développe son *activité cérébrale*, on constate que les premières renferment
plus d'urée, plus d'acide urique, plus de chlorure
de sodium, tandis que les secondes sont plus riches
en sulfates, en phosphates alcalins, à ce point
que par ce simple examen il est parfois possible
de soupçonner le genre de profession. Il faut,
bien entendu, placer les sujets dans des situa-
tions déterminées, par exemple, au point de vue
alimentaire.

Il importe, sur un pareil terrain, de ne pas
dépasser les limites assignées par la physiolo-

gie ; il convient de ne point tenter une incursion sur le territoire de la *fatigue*, car on aurait chance de se trouver en face de résultats totalement différents.

Loin d'assainir l'organisme, loin de débarrasser les cellules des excreta de mauvaise nature qui emplissent les plasmas, le *surmenage* aboutit à des conséquences diamétralement opposées. La clinique l'a établi depuis longtemps, en prouvant dans quelle infériorité se trouve un individu ayant abusé de ses forces, infériorité pour l'accomplissement de ses fonctions normales, infériorité dans la lutte contre la maladie, contre l'envahisseur.

Entre les mains de Charrin et Roger, l'expérimentation est venue apporter à cette manière de voir l'appoint de son concours. — Ces auteurs ont vu que le charbon bactéridien, surtout après atténuation, sous forme de vaccin, se greffe et fructifie difficilement sur le rat blanc, tandis que, si l'on pousse à bout l'énergie de ces animaux, en les obligeant à parcourir de grandes distances à l'aide d'une roue ou plutôt d'un cylindre spécial qui les contraint en tournant automatiquement à suivre sa paroi, on voit la maladie se développer. Au lieu de s'éteindre sur place, comme chez les témoins, au lieu de déterminer une lésion locale, elle diffuse, se généralise ; en un mot, elle crée la septicémie charbonneuse classique là où, avant ce surmenage, elle était impuissante.

Que se passe-t-il sous une pareille influence ? Quelle modification statique ou dynamique intervient ? Une réponse complètement affirmative ne saurait être de rigueur. Néanmoins, nous connaissons les relations du muscle et des acidités ; d'autre part, dans 13 litres d'une urine recueillie chez des soldats venant de fournir de longues marches, Moscatelli et Colasanti (¹) ont décelé la présence de 5 décigrammes d'acide paralactique. Pour ces motifs, il est permis de penser que cette question d'acidité n'est pas étrangère aux changements constatés, surtout si on se souvient des recherches d'Arloing, de Nocard et Roux, plus encore des expériences qui ont permis à Charrin, Guillemonat et Levaditi d'établir que l'introduction de très minimes doses d'acides fait fléchir la phagocytose et l'état bactéricide. — Soulignons, en passant, ces expériences, car inversement, en administrant toujours dans des proportions infimes impuissantes par elles-mêmes à déterminer des modi-

(¹) *Untersuch. z. Naturl. v. Jac. Moleschott*, Guessen, Band XIV.

fications saisissables, des sels, des matières minérales, ces chercheurs ont accru la résistance
de l'organisme ; ils ont provoqué des changements (léger accroissement du pouvoir microbi-
cide, de l'activité d'agglutination, etc.) qu'on
considère comme relevant uniquement des
toxines, des éléments diastasiques ; ils ont, en
outre, créé des terrains, des constitutions, etc.

L'exercice a-t-il une influence sur la teneur en
créatinine ? Non, répondent Voït, Meissner, Na-
vrocki ; oui, affirme P. Groco. — Le problème
a été repris en se plaçant dans des conditions
de nourriture ou autres telles que rien, sauf
le mouvement, ne pût actionner la dose de ce
principe. Eh bien, dans une semblable situation,
après 15 à 20 kilomètres, la quantité s'est
élevée de 1,014 à 2,238 ; le dosage a été effectué
par le procédé de Neubauer.

Pareilles constatations ne sauraient surprendre
ceux qui savent les éclairer à la lumière des travaux de Mosso (1). Comment, en effet, s'étonner

---

(1) A propos de l'origine de ces poisons, nous reviendrons sur ces recherches de l'auteur italien qui
est parvenu à traduire physiquement les efforts psychiques ; nous y reviendrons plus encore, lorsque nous
nous occuperons des auto-intoxications dérivant de la
désassimilation, lorsque nous exposerons avec détails
les phénomènes dus à ce surmenage.

des changements notés aux émonctoires, quand
on a appris que le muscle de grenouille, soumis
à des courants électriques de longue durée, est
traversé à un instant déterminé par un sang
riche en matières peccantes? Une circulation de
sérum artificiel en débarrassant ce muscle de ces
matières le rend propre à supporter un nouveau
travail; mais, d'un autre côté, ce sang ainsi
adultéré n'est pas sans inconvénient pour l'animal sain qui le reçoit. De telles constatations
établissent, à cet égard, le rôle de l'*électricité*.

L'*alimentation*, elle aussi, a le droit de reven-
diquer sa part dans la genèse des oscillations qui
portent sur la toxicité urinaire; les preuves sont
faciles à donner. Celli a vu les végétaux abaisser
la toxicité; ils diminuent la teneur microbienne
de l'intestin; de même, le régime lacté, suivant
Gilbert, régime qui, d'après E. Schultze, accroît
soit les acides amidés que l'on trouve dans la
vessie, soit, suivant Paton, la globuline. Notons
à ce sujet que les dyspeptiques ont beaucoup de
phosphates, beaucoup d'éléments sulfoviniques.

On sait qu'une fraction des principes nocifs de
la sécrétion rénale vient de l'intestin; on admet
que l'antisepsie du tube digestif, en restreignant
les fermentations figurées, atténue cette nocuité.
Or, pour une partie, ces fermentations sont

sous la dépendance de la nourriture introduite ; l'ingestion de certaines viandes, de certains mollusques ou crustacés, celle de jambons, de saucisses, de poissons, de gibier, voire de pain, de pommes de terre, de fromages avariés, causent des désordres ; que ces substances soient fraîches, qu'elles soient à l'état de conserves, elles provoquent, parfois, une pullulation, un fonctionnement considérable des microbes sans nombre contenus dans le canal ; elles favorisent, le plus ordinairement, quelques-unes de ces multiples espèces. Le veau trop jeune, par exemple, devient une véritable bouillie gélatineuse ; d'ailleurs, ces tissus ajoutés à du bouillon artificiel constituent *in vitro* un excellent milieu de culture.

Charrin et Roger ont reconnu que les urines du lapin étaient à la fois très toxiques et très convulsivantes ; ils ont diminué ces effets de plus de moitié, en supprimant la potasse des aliments, en remplaçant les choux par le lait.

Ces considérations nous obligent ainsi à toucher à cette grande question des origines des substances toxiques de l'urine. Les unes proviennent du dehors, pénètrent à l'heure des repas ; les autres dérivent du mouvement cellulaire ; d'autres encore sont résorbées à la surface du tractus

intestinal, etc. Avant de nous étendre davantage
sur ces sujets, poursuivons l'examen des conditions aptes à faire osciller cette puissance nocive
du contenu vésical.

**3. Causes pathologiques des variations
de la toxicité urinaire.** — Le rôle des maladies dans la question qui nous occupe s'impose
forcément, et, parmi ces maladies, les premières
qui se présentent à l'esprit sont celles qui ont
trait à l'*appareil génito-urinaire*, attendu
qu'elles sont capables d'agir directement sur la
sécrétion.

Dans 3oo grammes d'urine récemment émise,
Salkowski [1] a trouvé une quantité d'acides gras
capable de saturer 2,5 de la solution normale
de soude au quart; au bout de trois à six jours,
cette quantité avait doublé. Ces acides, quand
le liquide est en fermentation ammoniacale,
naissent aux dépens des carbures d'hydrogène.

Ces fermentations, autrement dit la contami-
nation par un germe qui pullule, sécrète, fonc-
tionne, constituent un des grands points de la
pathologie urinaire, une des grandes causes de
modifications statiques et dynamiques de la
sécrétion urinaire. De là, l'action des uré-

---

[1] *Centralbl. med.* W., 38-1888.

trites, des cystites tant catarrhales que puru-
lentes ou hémorragiques, des urétérites, des inflammations lithiasiques, hémato-fibrineuses,
infectieuses, membraneuses, néoplasiques, frappant les calices, les bassinets, le rein lui-même ;
de là, le rôle des abcès de son parenchyme ou
de ceux les organes de voisinage qui ont, avec
lui, contracté des adhérences, leur permettant de
déverser leur contenu dans les canaux qui conduisent au réservoir vésical.

On établit, aujourd'hui, une radicale distinction entre ces multiples affections, suivant
qu'elles sont, oui ou non, sous la dépendance
de germes pathogènes, du gonocoque de Neisser,
des staphylocoques et principalement de la bactérie que l'on identifie, à l'heure présente, avec
le bacterium coli.

Ajoutons que, dans ces zones, on rencontre
également des êtres plus élevés, des filaires, des
strongles, des coccidies ; les sporozoaires ont été
vus plus particulièrement chez l'oie par Rilliet.

Quant au *rein* lui-même, son rôle est des plus
considérables. Brightisme et albuminurie ne
sont plus étroitement synonymes ; les deux
peuvent marcher ensemble, mais ils vont isolément, l'un sans l'autre. Le tissu rénal du
brightique laisse parfois passer des matières

anomales ; toutefois, ce qui le caractérise au
premier chef, c'est qu'il est devenu difficilement
perméable aux poisons de tous les jours.

Qu'on relise les travaux de Bouchard, de
Dieulafoy, de leurs successeurs ; que l'on con-
sulte la thèse de Jeanton, on verra que, dans
des conditions déterminées, il est plus dangereux d'injecter de l'eau que de l'urine d'un
néphrétique, surtout d'un néphrétique scléreux.
Les principes nocifs demeurent accumulés dans
l'économie ; aussi le sérum acquiert-il un pouvoir d'empoisonnement relativement élevé. —
Chez une femme atteinte d'urémie, j'ai pratiqué
une série de saignées, dans un but thérapeutique. J'ai reconnu que ce pouvoir du sérum diminuait à mesure que l'état de la malade s'amé-
liorait, à mesure que le liquide urinaire devenait
plus abondant et plus offensif. Le pronostic
peut donc, en partie, être guidé par l'examen
des effets de ces injections d'urine : Teissier et
Roque (¹) ont insisté sur ce point. Toutefois, il
ne faut pas exagérer ; la matière peccante non
seulement ne franchit pas toujours glomérules et
tubuli, mais il advient qu'elle ne quitte pas les
tissus, qu'elle ne tombe même pas dans le sang.

______

(¹) *Acad. des Sciences*, juillet 1888.

Plus récemment, on s'est efforcé d'étudier la perméabilité du rein ; on s'est servi du bleu de méthylène, de l'iodure de potassium, etc. Dans le cas de néphrite parenchymateuse (Bard), cette perméabilité serait accrue ; elle serait amoindrie s'il y avait sclérose.

On a peine à comprendre comment une néphrite augmente cette perméabilité, car les cellules des tubuli sont malades et nul n'ignore, ainsi que l'a vu Schroder pour la caféine, l'activité de leur intervention ; de plus, les cylindres obstruent le passage. Peut-être s'agit-il simplement de la phase congestive, dite d'exaltation ; il est possible qu'à ce niveau on observe un phénomène comparable à celui qu'on enregistre dans le foie qui, à l'origine de quelques hépatites, fabrique plus d'urée.

Il y aurait aussi à rechercher si une part quelconque n'appartient pas directement aux *cellules rénales*, spécialement à celles des tubuli, au niveau desquelles, en général, passent les bactéries. Ces cellules ne constituent pas simplement une membrane filtrante ; elles interviennent, et cela, d'une façon active. A l'aide du glycocolle et de l'acide benzoïque, la synthèse de l'acide hippurique s'opère au milieu d'elles ; mais, pour réussir, il faut qu'elles soient vi-

vantes ; si on les soumet à des traumatismes, à
des dilacérations, cette synthèse ne s'effectue
pas ; sur ce sujet, Bunge est des plus explicites.

Il y a donc lieu de penser qu'un jour nos
connaissances plus étendues qu'à l'heure présente permettront d'attribuer à ces organites
une influence plus ou moins analogue à celle
que l'on s'accorde à décerner aux éléments nobles du foie ; à cet égard, pendant ces dernières
années, la science s'est enrichie de données importantes, les unes relatives aux ferments rénaux,
les autres concernant le rôle de glande interne
joué par ce viscère.

Les substances toxiques du dehors, introduites
volontairement ou non sous forme de médicaments ou dans tout autre but, s'éliminent en
grande majorité par la vessie. On conçoit aisément, sans qu'il soit besoin d'y insister, quelles
oscillations aussi nombreuses que variées dans
leurs qualités ces substances imposent à la
toxicité urinaire. Ce seul côté de la question
suffirait pour remplir des pages et des pages,
tellement sont multiples les corps qui s'échappent par cette porte, tellement sont polymorphes
les effets que provoque leur pénétration.

Néanmoins, nous nous limitons à ces courtes
considérations, car, si les poisons du monde

extérieur ne nous sont pas indifférents, nous ne devons pas oublier que nous nous occupons avant tout de ceux qui naissent ou peuvent naître au sein de nos humeurs ; les matières d'origine parasitaire, la tuberculine, par exemple, en raison de la constante présence des germes dans nos tissus ou à leur surface, rentrent dans cette catégorie.

Cantieri (¹) soutient que l'injection des urines des sujets qui ont reçu cette *tuberculine* détermine de rapides accidents, dont le début a lieu vers le vingtième centimètre cube, c'est-à-dire beaucoup plus tôt qu'à l'état habituel ; Bouchard aurait, en outre, décelé dans cette humeur un élément pyrétogène, probablement identique à celui qui dilate les vaisseaux (²).

Rappelons ici que la sécrétion rénale des phtisiques comporte d'autres caractéristiques, spécialement la réaction d'Ehrlich, la diazoréaction, signes recherchés par Rutimeyer un grand nombre de fois ; or ce signe a toujours fait défaut dans l'hystérie, les myélites, l'hépatite parenchymateuse syphilitique, le diabète, les cystites, les pyélonéphrites, les kystes de l'ovaire, la cholé-

---

(¹) *Rivista Clinica*, 1891.
(²) *Cor. Blatt. f. Schw. Aerste*, n° 10-15 mai 1890.

lithiase, et, détail important, dans les catarrhes intestinaux fébriles ou apyrétiques ; rarement il s'est rencontré dans le cancer de l'estomac, dans celui de l'œsophage, très exceptionnellement dans certaines lésions rénales ; en revanche, il s'est montré constant au cours des bacilloses pulmonaires ou chez des individus porteurs d'abcès froids, de carie, etc.

Toutefois, il ne s'agit ici que d'une simple particularité chimique, tandis qu'avec les tuberculines on voit les propriétés physiologiques urinaires se modifier, à ce point que le pouvoir offensif peut se trouver augmenté. Peut-être cette matière intervient-elle, grâce à ses effets vasodilatateurs mis hors de contestation par le Prof. Bouchard, effets que la clinique place en évidence et qui se rattachent à la découverte de Gley et Charrin relative aux actions vaso-motrices des produits solubles ? Ajoutons que cette matière dilatatrice serait présente dans la vessie des phtisiques, surtout des phtisiques fébricitants ([1]).

Ces constatations soulèvent le grand problème de l'élimination des substances toxiques fabriquées dans l'organisme par les *parasites infec-*

___

([1]) Voir, sur ce sujet, des recherches, en partie inédites, du Prof. Bouchard, de Charrin, de Le Noir, de Caboche, etc.

tieux : quelques-unes, comme celles du tétanos, de la diphtérie, etc., ne dialysent pas.

Dès 1885, le Prof. Bouchard a reproduit le tableau du *choléra humain*, en injectant, dans la circulation du lapin, les urines d'individus victimes de cette affection. Pourtant, on pouvait opposer à ces expériences une objection, de médiocre valeur, il est vrai, objection qui, du reste, n'a point échappé à l'auteur de ces travaux. Il était possible de se demander si les matières qui intervenaient, qui déterminaient chez l'animal, comme chez l'homme, de l'entérite, de la cyanose, de l'anurie, de l'hypothermie, des crampes, etc., avaient bien été fabriquées par l'agent pathogène et non par nos cellules en évolution anomale.

Pour résoudre la difficulté, le Prof. Bouchard, ne laissant à personne le soin de déblayer le terrain, s'est adressé à la maladie pyocyanique, qui offre, à la vérité, de singulières facilités.

On sait, en effet, et on savait déjà à l'époque de ces recherches, que le bacille du pus bleu sécrète, dans les bouillons de culture, des toxines, dont les unes créent l'immunité, dont les autres déterminent, entre autres symptômes, une paralysie spasmodique, avec fréquente rétention d'urine, etc. Or, en faisant pénétrer, dans les

veines de plusieurs lapins, l'urine de sujets de
même espèce, au préalable inoculés avec ce bacille du pus bleu virulent, l'expérimentateur,
auquel nous faisons allusion, a vu se développer tantôt l'état réfractaire tantôt ces désordres de motilité ; ces différences dépendent, en
partie, des doses mises en jeu.

Cette démonstration a été, en quelque sorte,
poussée plus loin le jour où Charrin et Ruffer
ont établi que le sang de ces animaux inoculés
renferme ces toxines. C'était mettre en évidence
l'existence d'une étape intermédiaire entre le
ballon de culture et le réservoir vésical ; c'était
aller plus loin.

Les matières microbiennes varient, en quantité comme en qualité, suivant les milieux ; rien
ne prouve qu'un germe qui, dans tel tube, va
produire telle substance, la fabriquera dans une
économie donnée. Par conséquent, si, en injectant des cultures stérilisées, on provoque un effet
spécial, on n'est pas autorisé à conclure que forcément dans l'organisme, c'est-à-dire dans un
terrain nouveau, différent, le bacille engendrera
le principe générateur de cet effet. Les expériences auxquelles nous venons de faire allusion
ont tranché le différend.

Villiers, Pouchet se sont efforcés de déceler

les éléments caractéristiques de chaque affection. Plus récemment, Griffiths, dans une série de notes présentées à l'Académie des Sciences par le Prof. Gautier, a décrit tout un groupe de corps extraits des urines des individus atteints des diverses *fièvres éruptives*, de *diphtérie*, d'*érysipèle*, etc.

Le principe fabriqué au cours de cette dernière affection a une formule précise ; en solution alcaline, il précipite par les réactifs ordinaires des alcaloïdes : tanin, acides phosphotungstique, phosphomolybdique, picrique, réactif de Nesler, chlorures d'or, de zinc, de mercure, etc. ; son chloroplatinate cristallise en aiguilles soyeuses ; cette *érysipéline* se présente en lamelles blanches solubles dans l'eau ; elle est vénéneuse, pyrétogène et amène la mort dans les dix-huit heures [1]. J'ajoute que, d'après de nouvelles recherches, le liquide fourni par l'émonctoire vésical des érysipélateux agirait différemment sur les sujets en expérience, les rendant ou plus faibles ou plus résistants vis-à-vis du streptocoque, suivant que ce liquide a été recueilli pendant la période aiguë ou durant la phase de convalescence [2].

[1] *Bull. Soc. Chimie de Paris*, VII, 3.
[2] CHARRIN et ROGER. — *Expériences inédites.*

Roux et Yersin, en injectant, dans les vaisseaux du lapin, les urines d'enfants atteints de diphtérie, ont pu faire naître, soit l'état réfractaire, soit une paralysie analogue, au point de vue clinique, à celle qui survient chez l'homme ; nous notons expressément cette ressemblance dans la forme, dans la symptomatologie, parce que, jusqu'à ce jour, l'anatomie pathologique semble établir quelques distinctions. En effet, d'après Babinski, les nerfs des membres privés de mouvement pris sur l'animal paraissent peu altérés ; par contre, les mêmes rameaux, les mêmes filets, dans l'espèce humaine, traités suivant les mêmes techniques, offrent d'incontestables exemples de ce que Gombault a appelé la névrite inter-segmentaire périaxile.

Il est évident que nous ne saurions avoir la prétention de passer en revue toutes les infections, pour savoir quelles oscillations chacune d'entre elles imprime au liquide de l'émonctoire urinaire : la chose serait difficile, même impossible. Néanmoins aux données acquises, il est bon d'ajouter quelques particularités.

Au cours de la *dothiénentérie* sortent, par le rein, les sécrétions tant du bacille d'Eberth que des germes nombreux qui marchent avec lui ou à sa suite : aussi, combien sont fréquentes, combien sont diverses les lésions de ce parenchyme rénal !

Le Prof. Bouchard a tenté de vacciner des souris en utilisant l'humeur rénale des *typhiques;* c'était appliquer à cette affection la méthode inaugurée par lui à propos du *choléra,* plus encore au sujet de la *maladie pyocyanique,* méthode si bien appliquée à la diphtérie par Roux et Yersin.

J'ai eu l'occasion d'observer un homme et une femme atteints de la *fièvre typhoïde* la plus caractérisée ; le diagnostic fut, du reste, confirmé par l'autopsie. L'hyperthermie, chez le premier, était excessive ; on avait mille difficultés pour abaisser, par les bains, par la quinine, la température à 39°,5 ; elle se maintenait entre 40 et 41°. Chez la seconde, fait des plus exceptionnels, le thermomètre ne s'élevait que rarement au-dessus de 38°. Or, l'urine de cette femme diminuait facilement d'un degré, et davantage, la chaleur des lapins qui la recevaient dans leurs voies circulatoires, tandis que celle de l'homme ne la faisait fléchir, pour un égal temps, pour une égale dose, que de quelques dixièmes : o,5 à o,8.

Le *traitement* mis en œuvre, durant cette infection, aurait, d'après Roque et Weill, une in-

fluence des plus curieuses sur la qualité des
urines. Si on fait usage de la balnéothérapie, de
la méthode de Brand, on constate, dès la période
d'acuité, l'accroissement du taux urotoxique, si
bien que lors de la convalescence ce taux demeure encore élevé ; il tombe ensuite assez rapidement. Il se montre tout autre, quand on administre l'antipyrine ; dans ce cas, tant que per-
sistent les phénomènes fébriles, la toxicité est
faible ; puis, soudain, au moment de cette convalescence, une véritable décharge se produit. Il
semble que ces agents, que ces procédés thérapeutiques aient la vertu de changer le processus,
de modifier une descente à lysis en chute de
crise.

Il y a, dans cette distinction, un facteur important pour la question qui nous occupe ; la
cessation, la fin brusque d'une activité virulente
ne sont pas sans se traduire par des oscillations
du côté des émonctoires. Voyons, à cet égard, ce
qui se passe au cours de la *pneumonie*.

Les onze observations rapportées dans le travail de Roger et Gaume [1] démontrent toutes
qu'il y a un rapport étroit entre l'abaissement
thermique et l'élimination des poisons. On pour-

---

[1] ROGER et GAUME. — *Urologie de la crise pneu-
monique*. Rev. de méd., 1889.

rait supposer, au premier abord, que la maladie est produite par l'accumulation, dans l'organisme, d'une série de substances nuisibles ; leur excrétion serait le point de départ, voire la cause de la guérison. Les faits ne sont guère d'accord avec une conception aussi simple ; il suffit d'examiner la courbe de l'une des observations publiées, pour s'apercevoir que la crise urotoxique se passe avant ou après la défervescence ; aussi, faut-il croire que le rejet de toxiques est un phénomène analogue à celui qu'on a signalé depuis longtemps pour d'autres éléments, particulièrement pour les chlorures. Sans qu'on puisse en saisir la cause, tous ces corps accumulés pendant la phase aiguë sortent brusquement au moment où elle prend fin ; la seule différence, c'est que l'élimination des principes nocifs est plus nette, plus constante, et se fait généralement plus tôt que celle des autres matières.

Les expériences qui servent de base à ce travail permettent de poser les conclusions suivantes : un sujet, atteint d'hépatisation lobaire du poumon, laisse échapper, par la vessie, deux à trois fois moins de poison qu'à l'état de santé. A l'heure de la chute, la toxicité de l'urine augmente ; elle dépasse le taux normal ou arrive à ce niveau ; cette décharge urotoxique caractérise la crise urinaire ; c'est là l'unique phénomène qui ne manque jamais ; elle dure une journée ou deux ; son maximum parfois a lieu en même temps qu'une autre de ces crises, celle de la température, exceptionnellement le lendemain

Après la chute, la sécrétion rénale devient de nouveau fort peu vénéneuse ; elle descend lentement ou vite au-dessous du coefficient habituel.

La potasse joue un rôle important dans ces accidents, peut-être le principal pendant la période fébrile ; mais, sa quantité n'augmentant pas ou s'élevant insuffisamment, lors de la convalescence elle ne peut expliquer cette crise urotoxique.

L'analyse physiologique montre que cette toxicité, à cet instant, dépend de divers corps mal connus au point de vue chimique ; jusqu'ici on n'a guère isolé que des alcaloïdes, dont l'existence est peut-être liée à la vie des agents pathogènes.

Ces alcaloïdes entrent-ils en jeu ? la chose est possible. En tout cas, nous savons depuis peu que le pneumocoque modifie la chimie de nos humeurs ; les recherches relatives au sérum des animaux chez lesquels cet agent a évolué en sont un sûr garant.

Dans la *malaria*, qui, elle aussi, constitue un

type d'affection à crises, mais à crises éminemment courtes, répétées, régulières, nous retrouvons le rôle des agents thérapeutiques.

Ici, ce ne sont plus des procédés physiques, comme les bains, qui interviennent, c'est, si on s'en rapporte aux rares observations de Roque et Lemoine, le sulfate de quinine. D'ailleurs, l'analyse du phénomène oblige à reconnaître que, dans les deux cas, les moyens de traitement favorisent l'élimination des toxines, mais, au fond, il y a quelques différences. La balnéothérapie n'empêche pas, d'après les auteurs que nous avons cités, la production des poisons ; elle ne se conduit pas à titre de spécifique et n'est qu'un facteur facilitant leur sortie. — Dans l'impaludisme, l'administration du médicament est suivie, à bref délai, de la disparition des sporozoaires, quittant la circulation générale. Assurément, ces sporozoaires ne sont pas morts, puisqu'ils vont incessamment donner à nouveau signe de vie ; toutefois, peu importe, au point de vue de la mise en état d'une maladie, la présence d'un germe, dès l'instant où incapable de se multiplier ou de fonctionner il n'existe que d'une vie latente ; c'est là la situation de ces parasites réfugiés dans la rate. On conçoit aisément que si on supprime ceux qui sécrètent

les principes nocifs, ces principes soient annu-
lés. C'est là une des œuvres accomplies par la
quinine ; elle paraît, en outre, ouvrir les portes,
aider au passage des éléments vénéneux.

Une autre manière d'agir consiste à neutraliser ces éléments ; ainsi semblent faire les *pro-
téides anti-toxiques*, en particulier dans le
tétanos, dans la diphtérie, peut-être dans la
pneumonie, quelque peu dans la maladie pyocyanique.

Le plus habituellement, il y a association,
combinaison des divers procédés ; la nature,
pour atteindre un but, possède généralement
des moyens variés.

Que les *maladies du tube digestif* augmentent la toxicité urinaire, c'est là une donnée facile à concevoir, si l'on veut bien se reporter
aux considérations développées à diverses reprises, soit sur la part à réserver à l'alimentation, soit sur l'action de l'antisepsie intestinale.
— Si, à propos de cette antisepsie, il est des
auteurs, comme Steiff ('), qui déclarent que des
agents microbicides, tels que le calomel, à la dose
de o,3o, n'atténuent en rien les putréfactions
du canal ou les diminuent d'une façon inappré-

(') *Zeitsch. f. Klin. Méd.*, Band XVI.

ciable, à la manière du camphre, c'est que ces auteurs n'ont pas observé les prescriptions de la méthode ; ils ont oublié de se soumettre aux indications, pourtant claires et précises, qu'elle comporte.

Il faut, nous le répétons, s'adresser à des substances *bactéricides, insolubles, administrées par fractions, par morcellements*. Sans la première condition, vous ne touchez pas aux germes ; sans la seconde, vos médicaments s'échappent, passent dans la circulation, pour aller agir partout, excepté là où ils devraient intervenir ; sans la troisième, le contact entre ces médicaments et les ferments figurés est par trop court, par trop restreint.

D'ailleurs, la pratique est là pour répondre. En opérant, suivant toute rigueur, chez des individus atteints d'*entérite chronique*, j'ai abaissé d'un quart le pouvoir offensif de la sécrétion rénale ; d'autres sont arrivés à supprimer la moitié de ce pouvoir. A en croire Scholl, on peut mesurer ces putréfactions d'après l'indol né de l'évolution des agents figurés ou, chez le chien, à l'exemple de Haagen, en s'en rapportant à la quantité d'acide kynurique ; cet auteur a vu l'incontestable puissance, à cet égard, du naphtol, du salol, etc

Les oscillations de cet acide ne sont pas l'unique variation chimique imposée au contenu vésical par les affections de l'intestin. Le soufre mal oxydé, l'albumine, parfois l'ammoniaque, quelques modifications concernant le phosphore et ses composés, etc., fournissent assez souvent de précieux renseignements.

Du reste, nous savons combien nombreuses, combien complexes sont les substances nocives renfermées dans le tube digestif : alcaloïdes, indican, scatol, crésol, phénol, principes gras, gaz, carbures, etc. (¹).

Rosenbach prétend obtenir une réaction spéciale, dite chromogène, dans les urines des individus frappés d'une longue maladie du tractus intestinal. A la vérité, les critiques n'ont pas manqué ; aussi, dans un article paru dans le *Berliner Klinische Wochenschrift* en juin 1890, cet auteur s'est efforcé de réduire à néant les objections de ses contradicteurs, en particulier, celles de Salkowski, d'Ewald, d'Abraham ; il prétend que s'ils ont abouti à des conclusions autres que les siennes, c'est qu'ils se sont placés dans des conditions différentes, c'est qu'ils n'ont pas eu affaire au véritable rouge vineux. Pour faci-

---

(¹) Voir Chap. IX.

liter l'appréciation de la teinte caractéristique,
il recommande, cette réaction une fois réalisée,
de laisser refroidir le liquide, puis de l'agiter
avec quelques centimètres cubes d'éther ; cet
éther forme, à la partie supérieure de l'éprou-
vette, un anneau rougeâtre, plus ou moins foncé,
nettement distinct de la colonne sous-jacente qui
est d'un rouge brun. Dans ces conditions, si
la coloration rouge manque, soit dans cet anneau, soit dans cette colonne, c'est que cette
propriété chromogène fait défaut.

Il convient d'ajouter que ces recommanda-
tions visent surtout l'opinion d'Abraham, qui
prétend avoir rencontré ce signe chez des individus bien portants [1] ; il suffirait, d'après ce
chercheur, d'un certain degré de suractivité
dans la décomposition des alcaloïdes ; ni la cachexie générale, ni l'affection gastro-intestinale
ne seraient nécessaires.

Slosse, en liant les vaisseaux mésentériques,
aurait vu s'accroître les qualités de toxicité de
la sécrétion rénale. Cette constatation mérite
d'être rapprochée de la théorie de Schiff, qui
soutient que la ligature de la veine-porte amène
la mort par intoxication. De plus, la coprostase,

---

[1] *Berl. Klin. W.*, avril 1890.

dit Wallerstein, favorise la cylindrurie et l'albuminurie.

Mais ici, nous quittons le territoire du tube digestif proprement dit, pour nous engager sur celui des annexes, spécialement sur celui du foie.

Il paraît donc certain que le *bon fonctionnement de l'estomac, de l'intestin*, joue un rôle dans les oscillations des poisons de l'urine, surtout dans les fluctuations des composés aromatiques ; il semble également établi que la part prise par ces organes, soit aux transformations des peptones qui, en raison de leurs impuretés habituelles, sont loin d'être des éléments innocents, soit aux réalisations des destinées des acides sulfurique, sulfoconjugué, phosphorique, exerce sur ces oscillations une action marquée. Dans ces conditions, on conçoit sans peine que la *cellule hépatique*, qui par de si multiples côtés touche aux principes toxiques de l'économie, intervienne à son tour dans ce grand problème.

La physiologie de cet organite, à ne compter qu'avec ce que nous savons, est éminemment complexe ; elle a trait à la formation de l'urée, à la calorification, à l'hématopoïèse, à la glycogénie qui importe à tant de choses, à la fonction adipogène, aux métamorphoses des aliments, à l'atténuation de certains poisons, de certaines putridités, etc. En outre, la *bile* abaisse le niveau des putréfactions abdominales ; partant, elle influence la quantité des corps dangereux, qui, résorbés à la surface de la muqueuse, passent dans la circulation pour aller s'éliminer au travers du rein. — Quand on s'efforce, *in vitro*, ainsi que l'ont fait Charrin et Roger, Gley et Lambling, de mesurer l'activité anti-fermentescible de ce liquide, on constate qu'elle est médiocre, qu'elle ne se manifeste que si la réaction est acide, sans que, toutefois, cette acidité agisse par elle-même. Mais, il est bon de noter que, dans les tubes ou les ballons, cette sécrétion ou ses composants agissent isolément sans pouvoir réaliser les combinaisons ou les associations qui ont lieu dans l'intérieur du canal ; par suite, ce qui se produit dans ces milieux de cultures n'est donc nullement l'image fidèle des phénomènes de l'organisme.

Les pigments, les sels biliaires sont essentiellement nuisibles ; Muller, Feltz et Ritter, Röhrig, Vulpian, pour ces sels, Bouchard et Tapret, pour ces pigments, l'ont clairement établi. Or, une partie de ces matières est puisée dans le sang ; en outre, le foie possède la propriété de retenir, d'annuler, de neutraliser, d'amoindrir, dans une proportion donnée, les poisons qui viennent tant de l'extérieur que des départements dont la veine-porte ramène les déchets ; Heger, Schiff, Jacques, Lautenbach, Roger, etc., l'ont surabondamment prouvé. Cette propriété anti-toxique s'étend aux substances nocives de l'urine, mais, sauf peut-être pour les produits microbiens solubles dans l'alcool, produits peu importants, et contrairement à ma première impression, elle est sans action vis à vis des véritables toxines.

Ce simple, ce succinct aperçu, met en relief les nombreux moyens par lesquels la glande hépatique sait intervenir dans ce problème des auto-intoxications.

La clinique à laquelle il convient toujours d'en appeler, quitte à se soumettre ou à se démettre, confirme pleinement les prévisions de la physiologie.

Dans un intéressant travail, Surmont a nettement démontré que la toxicité du liquide rénal augmente dans la *cirrhose atrophique*, dans la *jaunisse de longue durée*, dans le *cancer*, dans la *dégénérescence graisseuse du parenchyme hépatique*. Cette toxicité demeure sensiblement stationnaire durant l'évolution de la

*sclérose d'origine cardiaque, de la congestion
éthylique, de quelques hypertrophies biliaires.*
Ajoutons à ces notions celle de la crise urinaire
se déroulant au cours des ictères, crise étudiée
par Chauffard, par Roger, etc.

L'état d'intégrité de la cellule commande le
pronostic des lésions variées de ce viscère abdo-
minal. — Quelle que soit la cause de sa transformation adipeuse, qu'il s'agisse de phosphore,
de mercure, d'arsenic, d'alcool, de goutte, de
tuberculose, de microbe, de vomito negro, etc.,
quelle que soit l'affection au cours de laquelle
survient cette transformation, peu importe! On
voit éclater les mêmes accidents : hémorragies,
délire, coma, soubresauts de tendons, hyperthermie, etc. ; on voit apparaître dans la vessie,
l'albumine, le soufre insuffisamment oxydé,
l'urobiline, divers autres pigments, de l'ammoniaque, etc.

Au cours de ces maladies du foie, *l'antisepsie
du tube digestif* corrige, en partie, la puissance
toxique du contenu vésical, correction qui indique nettement que les poisons dérivent, pour
une fraction, de ce tube digestif ; suivant le degré
du mal, la glande biliaire est devenue plus ou
moins impropre à arrêter ces principes nuisibles,
comme elle a cessé d'emmagasiner le sucre pour

en faire du glycogène, substance destinée à être
livrée à l'économie au fur et à mesure de ses
besoins.

On a dit, et on dit encore, que le rein est un
filtre ; cette manière de comprendre le jeu de ce
viscère est vraie, mais seulement dans une mesure donnée, attendu que déjà nous avons mis
en évidence le rôle actif que remplissent dans
des synthèses les cellules des tubuli. Toutefois,
supposons, pour plus de simplicité, que cet
organe ne soit, en effet, qu'une membrane filtrante ; voyons alors les conditions qui sont
capables de favoriser le passage de telle ou telle
matière.

Les premières, les plus considérables, parmi
ces conditions, résident dans l'anatomie, dans
la structure de cette membrane, structure si
complexe pour la capsule, plus encore pour l'épithélium granuleux, fibrillaire, à plateau, des
tubes contournés ; si ces parois s'altèrent, il est
clair que les principes ne passeront plus normalement. Aussi, faut-il accorder, ainsi que
nous l'avons fait, une place des plus larges aux
néphrites, aux désordres histologiques de tout
ordre qui frappent les vaisseaux, les tubes, les
glomérules, la charpente conjonctive.

Les perturbations qui portent sur les liquides

soumis à la dialyse, sur leur constitution, sur
leur densité, entrent en ligne de compte ; le
nombre, la grosseur, le volume des molécules
jouent un rôle et depuis longtemps on sait que
des injections d'eau, de chlorure de sodium, de
sels minéraux ou organiques, de bases alca-
lines, de protéines autres que la sérine, sont
génératrices d'albuminurie. Il en est de même
de la plupart des poisons empruntés au monde
extérieur ; mais, ici, le problème est complexe,
car, au nombre de ces agents il en est qui lèsent
le dialyseur lui-même : rappelons que les travaux de Nasse, de Hoppe-Seyler, de Green, de
Senator, de Semmola, de Calmettes, de Pavy,
de Miathe, de Lépine, d'Estelle et Faveret, de
Magnus Huss, se rattachent à ces questions.

Aussi bien qu'un corps provenant du dehors,
une substance née dans l'économie engendre des
désordres ; chez le goutteux, par exemple, les
changements humoraux, à eux seuls, sauront
provoquer la sérinurie, accident qui se révélera,
également, parce que de l'urate de soude se sera
déposé dans les collecteurs et dans leur voisinage. Il serait facile de montrer combien sont
multiples les causes capables, sans toucher à la
structure, de faire transsuder la sérine. Il est
probable que ces albuminuries, dites transi-

toires, physiologiques, relevant de l'influence
d'un repas, d'une marche, d'une station verti-
cale, d'une émotion, d'une irritation cutanée ([1]),
d'une congestion hépatique, d'une entérite pas-
sagère, rentrent, pour une partie, dans ce
groupe et j'ai montré avec quelle exactitude leurs
courbes se superposent à celles de l'urée, de la
température, de la pression, de la consommation
en oxygène, etc. ; il en est de même pour certaines albuminuries nerveuses, infectieuses,
fébriles, diathésiques, quoique ces processus
puissent intervenir par différents moyens.

Ces conditions de l'osmose, de la dialyse, sont
parfois troublées, alors que la composition des
liquides n'a pas varié, alors que la membrane
est restée ce qu'elle était, et cela parce que des
oscillations dans les tensions, dans les vitesses,
sont suffisantes pour déterminer des variations
dans la qualité ou la quantité des éléments qui
ont cessé d'être retenus. De telles modifications sont mises en lumière par les recherches
sans nombre de Robinson, de Funke, de Von
Wittich, de Correnti, de Litten, de Schmidt, de
Fischl, de Lœbisch, de Freiherr, de Posner, de

([1]) Recherches du professeur Bouchard, de Fiori ;
Thèses de Capitan, de Kemadjian Mihran, Paris 1883-
1884, thèse de Châteaubourg.

Max Herman, de Von Platters, de Zielonko, d'Overbeck, de Runeberg, de Gotwald, de Bamberger, de Nussbaum, etc. ; ces recherches établissent l'importance de ces variations, placées en évidence, par exemple, par l'apparition de la sérine au moment où on lie l'aorte, l'artère, la veine rénale ou l'uretère; ces opérations concourent évidemment à perturber la circulation au point de vue physique, c'est-à-dire à faire que les substances à dialyser se présenteront devant la membrane sous une plus faible ou plus forte pression, avec une rapidité restreinte ou activée.

La clinique, à son tour, confirme ces données. Non seulement, *chez les cardiaques*, la chimie de l'urine est modifiée, mais sa toxicité qui nous intéresse davantage s'élève dans quelques cas, s'abaisse dans d'autres ou parfois demeure normale. Ducamp estime que ce pouvoir toxique augmente, lorsqu'il y a hypertrophie du cœur, pour diminuer quand il y a asystolie ; si on ne constate aucun trouble circulatoire périphérique, il avoisine le taux physiologique.

Au cours des *maladies du système nerveux*, les poisons urinaires sont soumis à de nombreuses modifications. Nul ne doit en être surpris, tant est considérable la puissance de l'axe cérébro-spinal sur les choses de l'organisme ; par l'intermédiaire des vaso-moteurs, des nerfs trophiques, moteurs, sécrétoires, sensitifs, caloriques, cette puissance sait intervenir dans le plus grand nombre des actes de l'économie.

L'expérimentation apprend que les lésions, les excitations des hémisphères, des pédoncules, du bulbe, de la moelle, des rameaux périphériques, sont capables de modifier la sécrétion rénale, de faire apparaître le sucre, l'albumine, l'eau en excès ; à cet égard, on connaît les trois points du quatrième ventricule mis en évidence par Bernard. Toutefois, les recherches de Brown-Séquard, de Rabenau, de Sandras de Binswanger, de Richter, de Fischer, de Furstner, de Kussmaul, de Huppert, de Karrer, de Babow, de Klengden, de Sturge, de Bruninghausen, de Charcot, d'Ollivier, de Munk, de Mörs, de Peiper, de Vulpian, de Kammerer, et de bien d'autres, ont établi combien étaient multiples les zones dont l'irritation déterminent la naissance de semblables accidents. On le conçoit aisément, car à diverses reprises nous avons montré que cet appareil nerveux actionne la composition, la structure des tissus ; or, au plus haut point, de tels éléments sont propres à introduire des variations dans l'humeur vésicale.

A nouveau, d'ailleurs, nous pouvons prendre pour base la clinique, attendu que les *hémorragies*, les *ramollissements*, les *tumeurs*, les *scléroses diffuses* ou *systématiques des centres* occasionnent la sérinurie, la glycosurie ; de plus, personne n'ignore la part à réserver aux chocs moraux dans la genèse du diabète, dans la teneur en urée, qui augmente ou diminue, à en croire Beneke, suivant la nature gaie ou triste des émotions.

Les relations de l'acide phosphorique et des crises d'*épilepsie* sont aujourd'hui hors de contestation ; chez les malades atteints de *paralysie agitante*, Mossé et Banal [1] ont constaté que l'excrétion de cet acide et de l'urée, en général, était supérieure à la moyenne du vieillard bien portant ; inversement, dans ces cas, le phosphore incomplètement oxydé a été produit en quantité plus grande que chez l'homme de 35 ans et moindre que chez les septuagénaires.

Marro [2] a décelé des peptones dans les urines de vingt-deux individus frappés de *méningoencéphalite diffuse*, donnée intéressante à rapprocher de celle des peptonuries nerveuses. Chez

---

[1] *Rev. Méd.*, juillet 1889.
[2] *Giorn. Acad. Med.*, Turin, janv. 1888.

ces mêmes paralytiques généraux, chez ces mêmes parkinsoniens (¹), on a noté la présence en excès des phosphates, des carbonates alcalins et on a vu le contenu vésical des aliénés se montrer énergiquement myotique et spasmodique. Malheureusement, tout en admettant certains liens entre l'activité cérébrale pathologique ou non, entre la nutrition des hémisphères et ces sels, liens bien probables d'après les essais de Byasson, de Laporte, de Lagrave, etc., on ne peut expliquer exactement les rapports de ces substances avec les causes des perturbations en question ; le mécanisme demeure obscur tout comme celui qui préside à la genèse des modalités nutritives anomales de l'hystérie.

Il y a pourtant autre chose que la chimie au point de vue qui nous occupe ; il y a des observations nettes, précises, concernant les oscillations de la toxicité urinaire chez les aliénés.

Boeck et Slosse ont noté l'accroissement des qualités nuisibles du liquide urinaire des individus *atteints de folie*. Mairet et Bosc ont indiqué que cette sécrétion, prise chez les *lypémaniaques agités*, puis injectée dans les vaisseaux du chien, communique à cet animal de

---

(¹) *Mémoire de Laporte.*

l'hyperexcitabilité, de l'inquiétude, de l'apeurement ; le produit rénal des déments ordinaires,
des idiots, paraît, inversement, n'exercer aucun
effet spécial ; par contre, Brugia prétend que les
urines des excités provoquent des mouvements,
tandis que celles des déprimés causent de l'abattement.

Ainsi, les poisons organiques impressionnent
les centres ; les folies brightique, hépatique, gastro-intestinale, cardiaque, le prouvent. Par une
sorte de choc en retour, ces centres interviennent dans la qualité et la quantité de ces poisons.

Dans une série d'affections, dans la *colique
de plomb*, dans la *pneumonie palustre*, dans la
leucocythémie, dans le *tétanos*, dans le *myxœdème*, dans la *rage*, etc., les injections d'urine
ont été tentées sans amener de résultats intéressants. Dans la *cachexie pachydermique*, j'ai vu
le coefficient urotoxique se relever dans un cas,
demeurer stationnaire dans un autre ; en outre,
du contenu de la vessie de ces malades, Boinet et
Salebert auraient retiré des alcaloïdes solubles,
les uns dans l'alcool amylique, les autres dans
l'éther, dans le chloroforme. — La résorption
des épanchements, celle du contenu des kystes
rompus, constituent aussi des causes de variations toxiques, d'autant que, dans ces épan-

chements, comme dans les tumeurs ulcérées,
d'après Adamkiewicz, on décèle des produits
nocifs.

Il serait, néanmoins, facile d'étendre l'énumération des facteurs pathologiques qui changent le pouvoir nocif de l'humeur vésicale ; on
n'aurait qu'à continuer cette étude par des vues
détaillées sur des oscillations du sérum analysées
avec soin par Rummo ; il suffirait encore de poursuivre l'examen des *diathèses* qui vicient solides et liquides, de formuler des considérations
relatives aux *intoxications externes* qui altèrent
la composition des plasmas, d'exposer l'histoire
des *maladies cutanées* qui conduisent à la rétention d'une série de corps que la peau est chargée
d'éliminer. Parmi les causes aptes à modifier
cette toxicité figurent aussi les *infections*, les
microbes intervenant par la mise en jeu des
désordres circulatoires, par les qualités vaso-
motrices de leurs toxines, par la formation
d'embolies capillaires, par des lésions du rein,
lésions directes ou dues, soit à leurs produits,
soit à la congestion ou à l'anémie ; en plaçant
en évidence les changements imprimés à la
chimie de l'économie, grâce aux sécrétions que
ces microbes déversent au sein de nos tissus, on
mesure en partie combien sont multiples les

conditions propres à imprimer des fluctuations à cette action nuisible de l'urine.

D'ailleurs, les aperçus de physiologie et de pathologie que nous avons développés suffisent, estimons-nous, pour faire apprécier à quelle multitude de causes sont soumises et la quantité et la qualité de ces poisons de l'urine.

Ajoutons cependant que la cryoscopie renseigne en partie sur la perméabilité rénale, sur la sortie de ces poisons. Le point de congélation Δ de l'urine indique le nombre de molécules ; de plus, en dosant les chlorures, on obtient, par le calcul, le chiffre de ces molécules achlorées ou élaborées. Appliquée comparativement au sang et à ce liquide urinaire, cette cryoscopie fournit des indications sur les tensions osmotiques respectives (Starling), sur la vitesse de la sécrétion ou de l'écoulement (Koranyi), sur le taux des échanges moléculaires, etc. Bref, ce procédé fait entrevoir le degré de concentration moléculaire des humeurs, et, en utilisant d'autres éléments (P ; V ; M ;), on arrive à des calculs relatifs à la molécule élaborée moyenne, à des notions concernant une foule de principes inhérents à la nutrition.

Les variations enregistrées décèlent souvent (formules de Claude et Balthazard) les os-

cillations fonctionnelles du rein, l'insuffisance
des échanges (asystolie, anémie, certaines néphrites, etc.). Malheureusement, ces données, à
la constitution desquelles se rattachent les noms
de Pfeiffer, de Hamburger, d'Arrhénius, de
Winter, de Bouchard, etc., sont soumises à des
influences des plus mobiles (rôle des ions, des di-
lutions, de l'état des membranes organiques à la
fois passives et actives ; influence des humeurs,
de la circulation, du système nerveux, etc.) : de
là, la nécessité d'être prudent dans les conclusions.

CHAPITRE IX

—

ORIGINES DES SUBSTANCES TOXIQUES
DE L'URINE

Poisons du dehors : atropine, digitaline, aconitine, etc. — Poisons d'origine alimentaire ; expériences de Charrin et Roger. — Le botulisme — Accidents dus à des conserves de viandes ou à des produits récemment abattus : bœuf, dinde, veau, jambons, saucisses, charcuterie. — Alcaloïdes retirés de ces éléments ou des poissons pourris. — Maladies de la morue, des harengs, des sardines, du saumon, etc. — Rôle des mollusques, des crustacés : escargots, huîtres, moules, homards, langoustes. — La mythylotoxine. — Les ptomaïnes. — Les microbes des aliments. — Les prédispositions digestives. — Les champignons du pain, du fromage, des pommes de terre, etc. — Les putréfactions, les fermentations digestives. — Multitude des germes, des toxiques de l'intestin. — Rôle du foie ; rôle des poisons biliaires. — Importance du fonctionnement de la peau, des poumons, du cœur ; importance de l'état du rein. — Intervention des diathèses, du système nerveux, des sécrétions bactériennes. — La désassimilation. — Le surmenage. — Travaux de Mosso. — Les poisons du sang, du sérum, des tissus, des muscles, des viscères. — Le Rein. — Corps thyroïde. — Capsules surrénales. — Cyto-toxines.

La réponse à cette question « d'où proviennent les substances toxiques de la sécrétion rénale ? » se trouve, pour ainsi dire, à chaque page de ce livre ; aussi, nous bornons-nous à résumer en quelques lignes des notions éparses çà et là. Du reste, nous ne pourrions entrer dans les détails sans aborder des problèmes que le plan assigné nous oblige à réserver, problèmes tels que celui du surmenage, du botulisme, de l'insuffisance hépatique ou cutanée, etc.

1. Poisons du dehors. — Il est clair qu'une partie de ces éléments nocifs est empruntée au monde extérieur ; il est manifeste que si on ingère de la strychnine, de l'atropine, de l'aconitine, du curare, de la digitaline, etc., une fraction de ces alcaloïdes se retrouvera dans la vessie, conférant au contenu de ce réservoir des qualités inusitées. Toutefois, à plusieurs reprises nous y avons insisté, le domaine de la toxicologie, pourtant à lui seul assez vaste pour inspirer des volumes, n'est pas celui qui, ici, nous intéresse le plus.

2. Poisons d'origine alimentaire. Botulisme. — L'origine alimentaire, dans l'espèce, nous est moins indifférente.

Le liquide urinaire du lapin est très nuisible, très convulsivant ; il suffit d'injecter dans les veines d'un animal de même espèce, 15 à 20 centimètres cubes de ce liquide pour amener la mort au milieu des spasmes toniques les plus accentués, tandis que, si vous pratiquez cette opération après avoir, au préalable, enlevé les sels potassiques, le décès ne se produit qu'entre 3o et 40ᶜᶜ ; en outre, ces convulsions sont infiniment moins marquées. Or, d'où procède cette potasse ? Dans ce cas particulier, comme dans beaucoup d'autres, des légumes, des végétaux utilisés pour la nutrition. Remplacez, en effet, les choux dont la minéralisation est riche, par le lait qui en est pauvre, vous aboutirez à des résultats identiques à ceux qui dérivent de l'ablation directe, de l'extraction de ce composé à base alcaline. Tel est l'enseignement net, précis, qui constitue un inévitable corollaire des expériences de Charrin et Roger (¹).

Que savons nous encore ? Nous savons par les recherches du professeur Bouchard, d'abord ; plus tard, par celles de Roger, de Surmont, par les miennes, qu'une quantité indéterminée, parmi ces poisons, résorbée à la surface de la muqueuse intestinale, s'introduit dans les vaisseaux pour aller s'éliminer par le rein. Plus

---

(¹) *Soc. de Biol.* 1889.

les fermentations digestives sont intenses, plus
cette dose toxique s'élève. Or, ces fermentations
dépendent notablement du volume, de la qualité
des aliments ; le botulisme et ses accidents sont
là pour l'attester.

L'usage des conserves de bœuf altérées (¹), du
confit de dinde, des saucissons, des jambons, des
pièces de charcuterie avariées par le wurstgift,
font naître des phénomènes, dont les principaux
sont la sécheresse, la constriction du pharynx,
des vomissements bilieux, de la diarrhée, parfois
de la constipation, des coliques, de l'épigastral-
gie, de la dyspnée avec œdème pulmonaire, de la
céphalée, de l'aphasie, des vertiges, du délire,
du coma, des parésies, du myosis ou au contraire de la dilatation pupillaire, de l'amblyopie,
du ptosis, de la diplopie, etc. Les urines sont
rares, albumineuses, exceptionnellement sanguinolente ; le pouls est mou, lent, petit, précipité ;
tantôt il y a hyperthermie et tantôt hypothermie.

On doit aux observations de du Mesnil à Lo-
rient, de Darnet à Bordeaux, de Doyen à Reims,
d'Ehrenberg, de Bouchereau, de Noir, etc., les
éléments qui ont permis de décrire un type prin-

(¹) POLIN et LABIT. — *Examen des aliments suspects*.
Encyclopédie scientifique des Aide-Mémoire, Masson
et Gauthier-Villars, éditeurs.

cipal. Envoyé pour conduire une enquête sur une prétendue épidémie de trichinose dans le département du Nord, j'ai pu me convaincre de l'aspect, de la marche, de l'évolution de ces empoisonnements, car il s'agissait non du parasite suspecté mais bien de perturbation relevant d'un repas, dont un quartier de porc putréfié avait fait les principaux frais.

Ce que des viandes conservées peuvent produire, certaines chairs appartenant à des animaux récemment abattus sont capables de l'engendrer. A Andelfingen, c'est de la charcuterie qui en est cause ; à Wurzen, c'est un bœuf charbonneux ; à Kloten, c'est un veau trop jeune, de même à Biermenstorf ; à Chemnitz, c'est un hachis avarié ; dans les narrations de Flinzer, de Gartner, il s'agit de vaches atteintes de gastro-entérite ; dans celle de Hawtray-Benson, d'une dinde très affaiblie, etc. Les symptômes éclatent plus ou moins rapidement, suivant les parts respectives de l'infection qui quelquefois se marie à l'intoxication, suivant la qualité ou la quantité des poisons, suivant la virulence des germes ou encore suivant la réaction du tube digestif qui reçoit ces bactéries ou ces toxiques.

Les poissons, le saumon, les sardines, les œufs de hareng, l'esturgeon, la morue constituent

assez fréquemment les aliments coupables, représentés dans d'autres circonstances par des
crustacés, des mollusques, des moules, des huîtres, des homards, des escargots. Enfin, le pain
moisi, des fromages altérés, les pommes de terre
envahies par des parasites, l'eau putride, sont
aussi des agents propres à déterminer des empoisonnements plus ou moins analogues ; dans
le nombre existent des nuances en rapport avec
les origines.

Les viandes de mauvaise nature provoquent
un ensemble de symptômes, voire de lésions
intestinales, d'altérations des plaques de Peyer,
qui exceptionnellement font hésiter entre le
botulisme et la dothiénenterie ; dans quelques
épidémies, le diagnostic penche tantôt du côté
du choléra, tantôt du côté de la trichinose,
tantôt du côté des fièvres éruptives ; les érythèmes
ne sont pas très rares, lorsque les crustacés
interviennent.

Quelle est la pathogénie de pareilles affections ? Les uns estiment qu'elles sont attribuables à l'ingestion de ptomaïnes préexistantes,
et, de fait, Brieger a décelé la neuridine, la pu-
trescine, qui dérivent des viandes pourries ; de
même, de la gélatine on retire la mydaléine,
la collidine, la choline, la neurine ; ces deux

dernières actionnent le cœur; celles qui les précèdent ont soit un pouvoir pyrétogène, soit une propriété qui leur permet d'accroître la sécrétion des glandes.

Des poissons putréfiés, l'auteur allemand a extrait la muscarine et la gadinine, la première aussi vénéneuse que la seconde l'est peu. A cette liste, ajoutons la collidine de Nencki, l'hydrocollidine, la parvoline de Gautier et Etard, de Mosso et Guareschi, corps puisés dans des chairs ou de la fibrine corrompues. Mentionnons également les travaux de Dragendorf, Gianetti, Brugnatelli, Maas, Salkowsky, parmi les chercheurs, et, parmi les produits, la triméthylamine, l'éthylendiamine, l'amylamine, la triéthylamine, les toxines retirées des carpes par Fischel et Arnstamoff, la mythylotoxine à laquelle on rattache le pouvoir nocif des huîtres; attribué par les uns à un parasite, à un crabe, à un primothère, par les autres, au cuivre des navires, ce pouvoir a été plus simplement rapporté au plomb, à l'étain des soudures des boîtes à conserves.

Toutes ces découvertes se rattachent, d'ailleurs, plus ou moins directement, au point de vue expérimental, à celles de Panum, de Gaspard, d'Hemmer, de Schweninger, d'Hiller, de

Billroth, Bergmann, Schmiedberg, Zulzer, Süch, Sonnenschein, Bouchard, Selmi, Gautier, etc., découvertes dont les plus récentes ont éclairé d'un jour nouveau nombre de débats de médecine légale et ouvert des horizons inconnus jusqu'alors.

A cet égard, si les substances chimiques isolées sont déjà nombreuses, les microbes ne le sont pas moins. Rappelons ceux qui ont été caractérisés par Doyen, Gartner, Poincaré, Macé, Moulé, Nocard, Bouchereau, Noir; remettons en mémoire les parasites de la morue, le clathrocystis rosea persicina de Farlow, le penicillium roseum de Fonssagrives, de Ferand, le connotherium sanguineum de Bertherandi, etc.; dans ce cas, pour Layet, Artigalas, Ferr, il s'agirait d'une bactériacée; pour Le Dantec, les parasites seraient multiples et les plus importants seraient une levure rose et un coccus spécial.

Sur le pain, on rencontre le penicillium glaucum, l'aspergillus glaucus, l'ascophora nigricans, l'oïdium aurantiacum, le mucor mucedo; de même, sur des végétaux d'un usage alimentaire des bacilles se marient aux algues ou aux champignons.

Il faut aussi compter avec les prédispositions

personnelles ; la clinique nous impose ce facteur,
attendu que parfois sur plusieurs personnes
ayant consommé des mets avariés identiques,
les unes n'éprouvent aucun dommage, d'autres
sont légèrement indisposées, quelques-unes suc-
combent : c'est que chacun de nous possède,
dans son tube digestif, une foule de ferments
figurés. Or, on sait que l'arrivée, dans un milieu de culture donné, de tel ou tel corps, en
particulier de substances putréfiées, est le point
de départ d'un réveil de la virulence, de la pullulation, du fonctionnement des germes qui som-
meillaient, réveil, pullulation, qui ont besoin,
pour s'effectuer, du consentement de l'économie ;
le veau trop jeune, par exemple, forme dans
l'intestin, aussi bien que dans les ballons, aussi
bien que *in vitro*, une bouillie gélatineuse
éminemment favorable à la réalisation de ces
phénomènes.

**3. Poisons d'origine gastro-intestinale.
Fermentations**. — Dans la cavité gastro-intestinale, l'intensité des putréfactions, le nombre
des matières chimiques dangereuses sont considérables ; ces matières, les unes solubles, les
autres insolubles dans l'alcool, à l'exemple de la
pepto-toxine (¹), pour une part, naissent dans cette

____

(¹) D'après Bouveret et Devic, ce corps serait pro-

cavité ; les aliments les plus sains, tels que les sels de potasse, contiennent des principes offensifs et même les peptones impures, des diastases ne pénètrent pas sans inconvénient dans la circulation, etc. Dès lors, on voit que de ce conduit, une série de poisons, surtout les composés aromatiques dérivés des putréfactions bactériennes de l'iléon, peuvent sortir, se rendre dans les vaisseaux, de là dans le rein, de là dans la vessie.

4. Poisons du foie et de la bile. — Il est logique de joindre à ces poisons ceux de la bile et du foie. Les acides, les sels, les pigments biliaires sont toxiques ; leur résorption est donc nuisible et, si une fraction ne se précipitait pas, elle le serait bien davantage. Le danger s'accroît également soit quand la cellule hépatique n'emprunte pas au sang toute une catégorie de déchets qu'elle doit distraire, soit lorsqu'elle ne neutralise pas les fermentations digestives ; si elle ne transforme point en urée les composés ammoniacaux trente à quarante fois plus nocifs que cette urée, si elle n'emmagasine pas le glycogène et ses générateurs, principes de bonne santé pour cet élément, ce danger devient

---

duit artificiellement par l'alcool et l'acide chlorhydrique ; Cassaet soutient le contraire.

plus pressant. Dans ces conditions, la masse des principes nuisibles qui passera dans les glomérules ou les tubuli sera notablement accrue.

5. Intoxication par rétention. — Il convient d'indiquer, avec Bertenson, que la ligature de l'uretère entraîne l'hypérémie, la dégénérescence du foie ; de cette façon il se produit une sorte de choc en retour, car ces tares hépatiques accroissent l'auto-intoxication. Pareille augmentation se produira, si la peau, si les poumons, si l'intestin, si telle ou telle glande, en un mot, si les voies d'épuration autres que l'organe urinaire ou si cet organe lui-même sont en chômage ; elle se réalisera encore si le cœur, si le système nerveux s'opposent à la filtration, à l'émonction.

6. Poisons pathologiques, cellulaires, infectieux. — La vie pathologique de nos tissus favorise cet état de choses ; c'est ainsi que chez le goutteux, chez le diabétique, les principes gras, l'acétone, certains éthers se joignent aux excreta ordinaires.

Au cours des infections, les albumines nuisibles, les ptomaïnes, les leucomaïnes, les nucléoalbumines, entrent en scène ; à côté d'eux figurent l'acide carbonique, des ferments solubles, des combinaisons ammoniacales, qui sont la conséquence physiologique de l'évolution des microbes.

A cet égard, il y a lieu de rappeler que, même à l'état physiologique, notre économie est habitée par ces infiniment petits, de sorte que leurs sécrétions ont droit de cité parmi les éléments vénéneux de l'organisme.

Ajoutons que Monari a remarqué, chez certains urémiques, la fréquence de la microbiémie.

7. Poisons de la désassimilation. Poisons des tissus, du sang, des viscères. — La désassimilation est peut-être la principale source de ces éléments dangereux. Au point de vue chimique, nous connaissons quelques-uns des déchets, l'urée, les matières extractives, des pigments, des ferments solubles, des leucomaïnes, des sels variés, quelquefois du soufre mal oxydé, des composés phosphorés, des traces d'ammoniaque ; au point de vue expérimental, nous avons indiqué, en temps et lieu, la valeur de divers de ces produits.

Il est, du reste, facile de mettre en évidence l'existence, dans le sang, dans le sérum, dans les muscles, dans le foie ou les différents viscères, d'une foule de corps propres à engendrer des accidents lorsqu'on les introduit dans un être vivant, surtout si on se sert des vaisseaux à titre de porte d'entrée.

Du liquide hématique, on retire des principes qui font naître des convulsions, un myosis accentué ; de la glande biliaire, on extrait des agents sialogènes ; du rein, des matières pyrétogènes.

Il est bon de noter que la chaleur atténue, en général, la toxicité de ces substances ; elle agit sur elles comme sur les sécrétions microbiennes, et c'est là un contact nouveau ; aussi, lorsqu'on tente des extraits, vaut-il mieux pratiquer les opérations à froid. Une autre analogie avec ces sécrétions microbiennes, c'est que ces parties les plus actives du sérum sont insolubles dans l'alcool ; Arnaud et Charrin l'ont établi, il en est ainsi pour les cultures stérilisées.

Indiquons également le rôle que joue la potasse, quand la dilacération, la destruction des organites, la met en liberté. Rappelons, en outre, que le surmenage accentue le danger de ces excreta ; il occasionne l'accumulation des acides ; il fait apparaître des substances fébrigènes, etc. On voit, en effet, lorsqu'on analyse le mécanisme de la circulation des constituants cellulaires, que ces éléments ne deviennent agressifs qu'au moment où ils cessent d'obéir aux lois de tension, de cohésion, lois qui maintiennent réunis

les atomes organiques. D'un autre côté, à la
lumière des travaux de Mosso, on met en évidence les principes qui empoisonnent les muscles de la grenouille ou du chien.

L'auteur italien montre que ces muscles,
soumis à des secousses électriques répétées,
sont irrigués, à un instant précis, par un sang
riche en principes nuisibles; une circulation
artificielle, en les débarrassant de ces principes, les rend capables de nouveaux exercices.
D'autre part, ce sang, de la sorte adultéré, n'est
pas sans inconvénient pour l'animal sain qui le
reçoit. — Que sont ces matières dangereuses ?
Sont-elles simplement les molécules normales,
totalement dissociées, opérant pour leur propre
compte ? Sont-elles des corps insuffisamment
transformés, imparfaitement oxydés ? Ces procédés conduisent-ils à la création d'éléments absolument nouveaux ? A cet égard, l'obscurité ne
laisse pas que d'être grande encore; l'expérimentation, à l'heure présente, a le pas sur la
chimie. Il en est de même pour ces produits qui
font que l'énergie physique du travailleur intel-
lectuel diminue pour ces toxines d'un autre
ordre qu'enfante la mise en jeu des centres physiques, toxines qui se traduisent par la défail-
lance du tracé ergographique.

Tous les viscères probablement, à un moment donné, sont capables de modifier les humeurs de l'économie ; car, si nous faisons montre de ce que nous savons, il convient de ne pas oublier que notre ignorance est encore bien considérable ; il y a peu d'années, nous ne soupçonnions pas l'influence toxique du *corps thyroïde*, et, avant les expériences d'Abelous et Langlois, celle des *capsules surrénales*, etc.

De même, il n'y a pas longtemps que nous possédons des notions suffisantes sur le rein en tant que glande interne (Vitzou, Chatin, Guinard, Meyer, etc.), sur les néphro-toxines (Lindemann, Néfédieff, Castaigne, Rathery, etc.), sur l'action de ces poisons qui agissent d'une façon élective, dans l'espèce sur les tubuli ou les glomérules (Hobbs). De même encore, certaines localisations pathologiques, papillaires (Levaditi) ou autres, jointes à une série de travaux récents concernant les tubes contournés et leur épithélium (diverticules de ces tubes chez la lamproie, etc.) établissent de plus en plus la nature glandulaire, le rôle actif de ce viscère.

CHAPITRE X

PROCÉDÉS CAPABLES DE COMBATTRE
LES ACCIDENTS ATTRIBUABLES
AUX SUBSTANCES TOXIQUES DE L'URINE

Usage du lait ; mécanisme de ses effets. — Antisepsie intestinale. — Puissance de l'oxygène. — Fonctionnement du foie, des divers émonctoires. — Nécessité d'apprécier le taux des échanges. — La saignée.

C'est en prenant pour base, en quelque sorte, la physiologie des poisons urinaires, à savoir leurs origines, leurs causes d'augmentation, les raisons qui facilitent leur élimination, qu'on s'est efforcé de s'opposer à leur accumulation.

La tradition, à titre d'élément, nous a légué le *lait*. Or, ce lait est utile en favorisant le jeu du cœur, la diurèse, le lavage des systèmes ; il réduit les déchets et les germes intestinaux ; il contient peu de potasse, à ce point que, pour abaisser la toxicité de l'urine du lapin, Charrin et Roger obtiennent les mêmes résultats, quand ils remplacent les choux par ce liquide, au lieu d'enlever directement les sels potassiques.

L'*antisepsie de l'intestin* atténue les fermentations ; sans tuer, le plus souvent, elle modère la vigueur des ferments. Parmi ces ferments, quelques-uns, cependant sont anéantis ; les autres sont réduits à une vie latente ; il en est qui échappent à son action.

L'indication est d'administrer à doses fractionnées, régulièrement espacées, des corps microbicides insolubles. De cette façon, ils demeurent là où ils doivent se trouver, cheminant avec la couche qui tapisse la muqueuse, n'allant pas importuner le bulbe, le rein, formant une pellicule d'autant plus uniforme, d'autant plus étendue, que les prises sont plus multipliées. L'expérience prouve, du reste, le bien fondé de cette pratique.

Aux principes qui ont un réel pouvoir vis-à-vis des bactéries, on peut ajouter ceux qui, à l'exemple du charbon finement pulvérisé, fixent les produits de la vie de ces bactéries.

En activant le jeu de la *cellule hépatique*, par l'éther, par le bicarbonate de soude, qui accroissent le glycogène, on aide à la destruction des toxiques généraux ou intestinaux, à l'excrétion biliaire. Le même but est atteint dans les fièvres, quand on combat l'hyperthermie.

L'*oxygène*, l'existence dans l'air comprimé, en poussant plus avant les oxydations, font disparaître, pour une part, les dangers des composants de la sécrétion rénale. Seule, la méthode expérimentale, unie à la clinique, pouvait nous dévoiler ces conséquences.

L'exercice sans fatigue sera donc utile, tandis que, si on va au delà des limites des forces, on accumulera les acides que les métamorphoses successives ne conduiront plus jusqu'à l'état d'eau ou d'acide carbonique, état qui rendent la sortie des plus simples.

Il importe aussi de veiller au fonctionnement régulier des reins, des poumons, des glandes, de l'intestin, de la peau, de manière à ne pas surcharger la voie urinaire.

L'état du filtre, au besoin, réclame des médicaments spéciaux, propres à améliorer sa charpente ou destinés à régler les vitesses, les pressions, plus encore à maintenir sa perméabilité.

Si, malgré la mise en œuvre de tous ces procédés, il y a rétention des principes nocifs, il faut, dans la mesure du possible, aller les chercher là où ils se trouvent, en remontant au delà du rein, dans le sang, dans les cellules. Il faut, par tous les procédés, par l'analyse des humeurs, par le calcul du segment anthropométrique, par la fixation des divers coefficients, par la cryoscopie, etc., apprécier les tares des échanges. Au besoin, il est nécessaire d'en appeler à la saignée pour amener au dehors ce qui demeure illégitimement dans nos humeurs : chez les urémiques les plus anémiés, cette émission sanguine, cette *saignée*, rend service. Les théories ont passé, obéissant aux fluctuations du moment, mais ce grand moyen est resté, consacré par l'usage et la tradition. D'ailleurs, les découvertes de l'heure présente sont venues confirmer son emploi, expliquer son mode d'action. Rummo, Chambrelent, etc., ont reconnu l'augmentation, du reste inconstante, de toxicité du sérum des albuminuriques, des éclamptiques ; Arnaud et Charrin ont fait les mêmes constatations. On a même montré que, dans ce sérum comme dans les bouillons de culture, c'est-à-dire dans les sécrétions de nos cellules comme dans celles des microbes, ce sont surtout les parties insolubles dans l'alcool qui sont dangereuses.

Dans un cas, nous avons soumis nos malades

au lait, au naphtol, à l'oxygène, à l'eau salée, à l'iodure de sodium, évitant avec soin les sels de potasse. Or, à mesure que, d'une part, les symptômes de folie brightique ou autres s'amendaient, d'autre part, l'albumine diminuait, le sérum devenait moins actif. L'eau salée, le sérum de Trücenek, les solutions concentrées, surtout quand il y a rétention dans les tissus, quand les poisons ne vont pas jusqu'au sang, tous ces procédés peuvent être utiles.

En somme, il faut s'efforcer de ne rien ajouter de nuisible, pendant que l'on tente de transformer, d'annuler, d'atténuer, d'éliminer les poisons retenus dans l'économie.

TABLE DES MATIÈRES

CHAPITRE IV

Les différentes voies d'élimination

CHAPITRE V

Intoxication urinaire

CHAPITRE VI

Urines des animaux

CHAPITRE VII

Éléments toxiques de l'urine. — Urémie

CHAPITRE VIII

Variations de la toxicité urinaire

CHAPITRE IX

Origines des substances toxiques de l'urine

CHAPITRE X

Procédés capables de combattre les accidents attribuables aux substances toxiques de l'urine